Esquizofrenia en casa

Victoria Rita Ortiz Loyo

Número de Control de la Biblioteca del Congreso de EE. UU.:   2021911420
ISBN: Tapa Blanda   978-1-5065-3750-4
               Libro Electrónico   978-1-5065-3751-1

Información de la imprenta disponible en la última página.

Fecha de revisión: 04/10/2021

Para realizar pedidos de este libro, contacte con:
Palibrio
1663 Liberty Drive
Suite 200
Bloomington, IN 47403
Gratis desde EE. UU. al 877.407.5847
Gratis desde México al 01.800.288.2243
Gratis desde España al 900.866.949
Desde otro país al +1.812.671.9757
Fax: 01.812.355.1576
ventas@palibrio.com
830350

ÍNDICE

AGRADECIMIENTOS

A mi madre, a quien amé y amaré por siempre.

A mi esposo, por compartir conmigo alegrías, felicidad, tristezas, dolor y sufrimiento.

A mis amados hijos, a quienes he entregado mi vida entera.

A mis amigos, por su comprensión y apoyo.

A mis queridos hermanos, cuñados y sobrinos, porque siempre me acompañaron.

A mis nietos hermosos que le dan felicidad y alegría a mi vida.

A todos los médicos, enfermeras y personal de apoyo que he conocido en todo mi caminar por los hospitales y que se han preocupado y ocupado en la atención a mis hijos.

ESQUIZOFRENIA EN CASA

XOCHITL SEN

Hace unos años tuve la oportunidad de presentar el primer libro de Victoria. En la edición de este seminario que se llevó a cabo en Puebla, pude compartir todas las emociones que me despertó el relato que Victoria comparte con nosotros sobre todas las experiencias, vivencias, sentimientos y pesares que ha llevado consigo su rol de madre con una serie de circunstancias conmovedoras que me llegaron al corazón, tras conocer la forma en que perdió a dos de sus hijas.

Aquel día confesé haberme sentido muy cercana a la autora que, con una narrativa sencilla, comparte con el lector un cúmulo de emociones y sentimientos que, aunque me conmovieron, de cualquier forma sentía lejanos y ajenos.

En esta ocasión, tengo la oportunidad de comentar con ustedes el libro Esquizofrenia en casa. En él, Victoria nos narra todo lo que ha representado tener, por azares del destino, dos hijas con este padecimiento. Y vaya que el destino le jugó rudo a esta familia, pues después de que dos de sus integrantes perdieran la vida en condiciones francamente dramáticas, ahora se enfrentaba a que dos mas de sus integrantes manifestaban una enfermedad mental de difícil tratamiento y aceptación por parte de la sociedad.

Página a página, Victoria nos reitera esa enorme vocación de madre que la lleva y la mueve constantemente y que, me atrevo a asegurar, la mantiene de pie ante las adversidades y las constantes decepciones que conlleva este padecimiento en torno a posibles mejorías que puede presentar. Podemos sentir ese cargo de conciencia que le genera de repente estar cansada para cuidar y atender; esa culpa que queda en cualquier madre al pensar que se pudo haber evitado algún evento en el que el o la hija salieron con alguna consecuencia negativa.

Pues ahora más que nunca me sentí muy cercana a lo que estaba leyendo. Esos ires y venires en busca del mejor tratamiento, de las mejores condiciones; esas agotadoras jornadas llenas de decepción tras no ver la mejoría o los avances deseados en el comportamiento del paciente; esas noches sin sueño en busca de opciones económicas que permitan dar una mejor atención, en fin, esa intensa labor materna que nunca acaba y que nunca descansa y en la que, a pesar de cualquier esfuerzo grande o enorme, nunca se queda cien por ciento bien. Victoria se da cuenta que además tiene uno de esos roles que se nos han asignado a las mujeres, uno que ella daba por sentado era parte de su condición de madre. Ser cuidadora de sus hijas lo asumió como parte de lo que le había tocado vivir aunque los años y los libros le hicieron ver que es un rol de género, ella lo ha asumido como casi todas las mujeres y más las mexicanas… con amor de madre.

Ese amor que exige toda entrega, todo sacrificio, pero que a su vez es el más demandante y ponen en juego cualquier cordura y conciencia. Ese amor que no puedes entender plenamente hasta que lo vives, lo disfrutas y hasta lo sufres en carne propia. Cuando leí Victoria y sus Ángeles ya era mamá y me sentí identificada con las preocupaciones y sentimientos que la autora compartía.

Ahora que leí Esquizofrenia en casa me asumo como mamá de un niño con Trastorno por Déficit de Atención e Hiperactividad. Sé que tal vez la comparación no es equiparable, pero como Victoria lo dice en su libro cuando ella misma compara sus vivencias con las de otras madres que viven su misma situación: dolor es dolor y el dolor cada quien lo vive o lo sobrevive como quiere o como puede. Cada persona puede sentir que su problema es el más grande y que el mundo se le viene encima de momento cuando sientes que la situación se te escapa de las manos y no sabes qué hacer para que tu hijo o hija esté bien. Ese sentimiento de impotencia que Victoria vive cuando los medicamentos indicados parecen no ser los realmente indicados, esa angustia que te ahoga cuando ves a tu hijo entrar a la escuela y te asalta la incertidumbre de que lo volverás a ver a la salida tan bien como lo dejaste.

Esa culpa que te asalta cuando tienes un descuido y algo no planeado pasa, cuando el cansancio te vence y te quedas dormida y nadie más asume la tarea que te tocaba a ti.

Esquizofrenia en casa te hace ver que no eres la única que vive al borde de la desesperación, te hace dar cuenta que hay sufrimiento en cada puerta y que la tuya no es la única que se abre. Te comparte el sentimiento de esperanza que llega después de cada crisis, cuando vuelve la calma y te das el lujo de soñar que cuando despierte tu hijo o hija de su apacible sueño todo habrá pasado y ya será normal.

En lo particular siento que esa es la enseñanza que podemos encontrar en este libro… Siempre hay esperanza, siempre hay una lucha por emprender, siempre hay una puerta que tocar.

La investigación con perspectiva de género me ha llevado a cuestionar más de una vez el rol que cumplo en distintas facetas de la vida, pero también me ha llevado a criticar duramente a aquellas mujeres que se mantienen en los roles que se nos han asignado históricamente y día a día los mantienen vivos; sin embargo, narraciones como la de Victoria me llevan a pensar que esos roles también son necesarios y en su momento abrazarse a ellos va más allá de una decisión personal. Se trata de toda una serie de circunstancias inscritas en una sociedad construida desde lo masculino que en el momento nos obliga a tomar el toro por los cuernos y vivir el rol de madre como se ha heredado de generación en generación cargando en la espalda la enorme responsabilidad de dar a nuestros hijos un camino, lo más plano posible, hacía su formación como persona, como ciudadanos y como parte de una familia.

SI no eres madre, este libro te ayuda a comprender a quienes sí lo son, te ayuda a ver de otra manera a las personas que se asumen como cuidadoras y comprenden la importancia de este rol no solo a nivel familiar sino, incluso, social. Cuidar es agotador y sumamente demandante pero a través de Victoria podemos darnos cuenta de que lo más importante es asumirse como tal, tener muy en claro el papel que se juega y el peso que se tiene no solo en la familia sino también en la sociedad, ayuda en mucho a armarse de valor y seguir haciéndolo, sobre todo en la conciencia que las condiciones del paciente no van a cambiar sino que lo más posible es que empeoren y esta condición de cuidador será permanente.

Victoria, una vez más, gracias por compartir, gracias por las ganas de explicar, de comprender... Es más, me atrevo a decir... Gracias por haber aprendido a vivir con la Esquizofrenia en casa...

Siempreviva

Introducción

Cuando una enfermedad tan peculiar y tan delicada como es la esquizofrenia parece ser una constante en la vida familiar, merecen escribirse la serie de acciones y de confrontaciones provocadas por la necesidad de buscar y lograr el respeto de la comunidad y de la propia familia, que se extiende más allá del núcleo, además de conservar la dignidad de las personas que padecen este mal.

En este sentido, la siguiente narración es parte de la historia de mi familia, que ha tenido que enfrentar la adversidad de una manera dramática y ha salido adelante gracias a valores que solamente se pueden vivir en plenitud, como el amor, la fe y la esperanza.

Esta enfermedad aun a la fecha tiene un halo de vergüenza. A pesar de todos los medios de comunicación que existen, hay poca información al respecto y me refiero a información visible, donde las personas en general conozcan sobre las enfermedades mentales y cómo actuar en caso de tener un familiar con ciertas características que lo identifiquen como enfermo mental.

Sin embargo, para nosotros —la familia Torres Ortiz—, la felicidad es una serie de elecciones que nos llevó a ser diferentes para mejorar y no hundirnos en la tristeza por lo que nos pasaba. Para esta nueva actitud ante la vida, tuvimos que formar nuestras propias redes de apoyo, y la primera fue nuestra familia extensa. Al inicio de la enfermedad de Violeta y de Viviana, fue a quien informaba yo todo lo que les sucedía a mis hijas y la necesidad de apoyo para poder encontrar las soluciones que las ayudarían a estar mejor, pero no puedo cegarme ante las realidades que vivimos, pues también la familia es la primera en negar la enfermedad y abandonar.

Aunque todavía no se ha comprobado que la ezquizofrenia sea una enfermedad hereditaria, hay cierta predisposición para la misma en los miembros de una familia. Varios informes estadísticos afirman que 1% de la población padece esquizofrenia.

En las páginas siguientes se plasman, de manera explícita e implícita, algunas de estas acciones realizadas por mi familia y por mí, así como las confrontaciones que surgieron.

Las enfermedades que han estado presentes en mi familia no se limitan a la esquizofrenia, ya que una de mis hijas, María de los Ángeles, murió por un quiste en el cerebro; otra, Patricia Raquel, murió por un error cuando un médico —al tratar de salvarle el riñón que le había donado su padre— le cortó una arteria al realizarle una biopsia a ella.

Pero ahora no es tiempo de hablar de estas dos hijas muertas, sino de mis dos hijas con vida que padecen esquizofrenia: Viviana y Violeta.

Antes de abordar el tema de mis hijas, he dedicado el Capítulo I para presentar los diversos roles que actualmente desempeño, siendo uno de los más gratificantes el rol de abuela, pero sin dejar de lado los de esposa, hija, madre y cuidadora, elemento de una familia extraordinaria que ha sorteado y superado la adversidad, gracias a Dios.

En el Capítulo II, presento a la primera de mis hijas, Violeta Beatriz; ella es la menor. Atravesó episodios muy difíciles por su enfermedad, generada por un accidente en el cual resultó atropellada por una camioneta, lo que provocó su situación actual.

Presento en el Capítulo III a la segunda de mis hijas enfermas, Viviana Andrea, y sus sufrimientos acompañados de los míos. Es el más extenso debido a que su esquizofrenia es inorgánica e indiferenciada y ha sido la más difícil de tratar porque la medicina está limitada en este campo, lo que ha llevado a que mi hija consuma una gran cantidad de medicamentos probados sin éxito y a su necesidad de hospitalización, tanto en psiquiátricos como en otro tipo de hospitales. Además, es ella la que mayores riesgos ha enfrentado en su vida, pero, providencialmente, siempre hemos encontrado médicos dispuestos a ayudarla.

Finalizo con el Capítulo IV narrando un poco la situación actual de mis hijas y de mi familia, cómo mi hija Violeta se ha rehabilitado lentamente al grado de realizar actividades productivas por sí misma, como vender dulces —los cuales adquiere en tiendas de mayoreo a las que va sola—, joyería de fantasía y otros artículos que le dan a vender amigos y familiares, además de cuidar con cariño y esmero de su hermana Viviana, constituyéndose en motivo de satisfacción y alegría para nosotros, sus padres, a pesar de que sabemos que nunca sanará de su enfermedad. Sin embargo, Viviana, por su parte, hoy sigue siendo motivo de cuidados muy especiales y de la búsqueda de nuevas alternativas en la espera de que estas impacten de forma positiva en su vida, como es el caso del medicamento de nombre paliperidona, que finalmente le ha permitido estar en casa con la familia y asistir a una escuela en la que recibe apoyo especial, que mucho le ha ayudado a retardar el proceso de pérdida de conocimiento y memoria, e incluso a recuperar parte del conocimiento perdido.

Considero que esta es una gran familia por muchas razones, entre otras, porque ha superado las adversidades que nos ha tocado vivir, porque hemos seguido una relación de amor y amistad y eso nos mantiene unidos.

Por otra parte, soy esposa, estoy casada desde hace 42 años; soy hija, mi madre aún vive y soy muy afortunada de tenerla todavía; soy hermana, tengo quince hermanos, siete mujeres y ocho hombres;

18

soy una orgullosa madre y abuela, pero rescato en especial mi individualidad como persona: me llamo Victoria y tengo 62 años.

Hablaré de la relación familiar y en particular de cada uno de los miembros de mi familia, de la relación dentro y fuera de la casa, del trato hacia mis hijas Viviana y Violeta, los espacios que ellas requieren, el respeto que merecen ellas y todas las personas, padezcan o no esta enfermedad. Estas situaciones me llevan a cuestionarme ¿de qué depende que estas personas sean aceptadas dentro de la comunidad?, ¿cuánta información recibimos y aceptamos respecto a esta enfermedad mental?, ¿qué cultura les transmitimos a nuestros hijos respecto a la misma?, ¿qué prejuicios observamos en la sociedad en general?, ¿cuál es el costo económico y emocional de los que rodean a un enfermo en estas circunstancias?, ¿cuáles redes de apoyo hay, ya sea familiares o sociales?, ¿qué son estas redes de apoyo y cómo lograr integrarse a ellas? Sé que son muchas preguntas y espero que este relato de vida pueda dar algunas respuestas.

Narraré cómo hemos vivido mis hijas y nosotros, su familia, estos veinte años de enfermedad con ellas y lo que hemos podido hacer para darles una vida digna, cómo hemos buscado el respeto hacia ellas, ya que, la mayoría de las veces, como enfermos mentales se les ha despreciado, se les tiene miedo, provocan asco por los diferentes efectos secundarios de los medicamentos, son rechazadas en muchas ocasiones por la propia familia nuclear y extensa y, sin duda, por la comunidad.

Hablaré sobre mi propia experiencia y lo que he observado al estar en contacto con muchos otros enfermos y con sus familiares, sobre la gran ignorancia que existe respecto a las enfermedades mentales y todos los engaños a los que estamos expuestos buscando la cura de nuestro familiar, como yo, que les ponía agua bendita a su comida y a ellas por creer que estaban poseídas, e incluso deseaba llevarlas a Catemaco, Veracruz, con un brujo para que las curara o les preguntaba a los sacerdotes amigos que si consideraban que ellas, en su momento, cuando cada una se enfermó, tenían al demonio dentro de su cuerpo, puesto que ellas decían que veían demonios y hablaban solas.

Estos pensamientos no solamente eran míos. Los escuché de diferentes familiares de los pacientes cuando nos veíamos en los hospitales psiquiátricos. Asimismo, he visto y oído comentar las carencias que sufren nuestros familiares enfermos respecto a la soledad en que ellos se sienten inmersos y a la que están expuestos, además de los riesgos que corren, como en el caso de mis hijas en particular.

Al hablar de mí, tengo que incluir a todas las personas que me rodean: familiares, amigos, vecinos, en fin, la comunidad con la que tengo contacto en todas las actividades que realizo. No soy una persona aislada y necesito de los demás para sobrevivir en este círculo de enfermedad que me ha tocado vivir y lo acepto por el amor que les tengo a todos y cada uno de los miembros de mi familia, como lo comenté antes.

No hablaré como médico psiquiatra porque no lo soy; solamente hablaré como mamá... en eso soy experta. Me he dedicado de lleno al hogar y, claro, no es lo que más quería, pero las circunstancias de la vida me empujaron a decidir que me quedara en casa al cuidado de mis hijos.

Este aquí y ahora resulta difícil, pero retador en la búsqueda de una vida plena para mis hijas, un reto que nos permite vivir con esquizofrenia en mi casa.

Capítulo I

Victoria

Soy Victoria y tengo 62 años de edad, hija, hermana, esposa, madre y abuela; madre de cinco hijas y de un hijo. Susana, la mayor, es doctora en Historia y tiene dos hijos, Yolotzin y Elian; la segunda, María de los Ángeles, falleció a la edad de 18 años, justo cuando concluyó la preparatoria y cursaba un embarazo de dos meses; ella tenía un quiste cerebral que se le inflamó con el embarazo y le provocó convulsiones repetitivas que la llevaron a un estado de coma. Los médicos no pudieron controlar las convulsiones, por lo que ella falleció de un paro cardíaco. La tercera, Viviana Andrea, fue diagnosticada con esquizofrenia paranoide indiferenciada, que se le detonó a los 18 años, poco antes de terminar sus estudios de preparatoria. La cuarta de mis hijas, Violeta Beatriz, fue diagnosticada con esquizofrenia paranoide orgánica, que padece como consecuencia de un accidente que sufrió a la edad de 16 años. La quinta, Patricia Raquel, falleció a la edad de 20 años por insuficiencia renal crónica, aunque tuvo la oportunidad de tres trasplantes de riñón. Mi sexto hijo es hombre, Psicólogo educativo; tiene dos hijos, Donette, de ocho años, y Dóminic, de dos.

He padecido mucho dolor por todo lo sucedido a mi familia, en particular a mis hijas. En ocasiones, he estado muy enojada; a veces, muy triste, muy rebelde ante la vida y frustrada por no poder resolver algo que no tiene solución. El dolor me llevó muchas veces a la destrucción de mí misma y tuve pensamientos de suicidio, de repudio a la vida por lo que de ella estaba recibiendo, de enojo constante hacia los demás —que ninguna culpa tenían de lo que me pasaba—.

Son muchos los sentimientos negativos que he tenido: la vergüenza por tener tanta enfermedad en casa. Me he sentido responsable de todo lo que me ha pasado, un sentimiento de culpa que me condujo a la depresión y a permanecer en cama sin tener ganas de levantarme y seguir luchando por nada más en la vida. Es una lucha constante conmigo misma para mantenerme de pie, para reconocer mis culpas y perdonarlas, una lucha constante para darme cuenta de que lo único que debería darme vergüenza ante los demás era esa actitud de derrota personal al no haber resuelto todo lo que me propuse.

Ahora comprendo que la vergüenza es algo personal y no algo colectivo, que al igual que el dolor o la alegría, cada quien la vive y la expresa de forma diferente. Por eso ahora entiendo a la señora Alejandra, mamá de Hugo, enfermo de esquizofrenia. Cuando platicábamos, me decía que mi sufrimiento era diferente al de ella, porque era su único hijo el que padecía esquizofrenia; su dolor era muy fuerte; además, tenía muchos problemas económicos. Me comentaba que yo, aunque tenía muchos hijos enfermos y dos de ellos habían muerto, por lo menos contaba con recursos materiales y me explicaba que yo había «sufrido cómodamente», mientras que ella vivía con muchas carencias.

Yo no encuentro qué diferencia hay entre ambos sufrimientos desde su punto de vista. Solo sé que el dolor se manifiesta de diferentes maneras en cada uno de nosotros, tengamos recursos o no. El dolor que causa la muerte de un ser querido nada tiene que ver con que uno posea bienes materiales o no. El dolor de ver que la enfermedad avanza en un ser querido —pues se vuelve crónica y siempre está latente en todo lo que él hace— nada tiene que ver con los bienes materiales. Al fin y al cabo, la enfermedad lo sigue dañando y acaba con su vida, ya sea poco a poco o rápidamente. El dolor es el dolor, y me atrevería a discutirr acerca del umbral que cada uno tiene para soportarlo. ¿Qué tan alto puede ser ese umbral, de qué forma se manifiesta y qué resilencia tiene cada persona?

A estas situaciones de dolor hay que sumar todas las preguntas y cuestionamientos que me he planteado, pero que también he observado en familiares, amigos y conocidos cercanos, preguntas que he tratado de responderles a ellos y a mí misma, sin lograrlo a mi plena satisfacción, pero que me han resultado útiles para reflexionar y escribir sobre mis pensamientos. Por ejemplo: ¿Qué es la esquizofrenia? ¿Quién diagnosticó la enfermedad de mis hijas? ¿Por qué mis hijas la padecen? ¿Cómo se detonó en mis hijas?¿Cómo reaccionamos cuando nos dieron esta abrumadora noticia? ¿Cuánto tiempo necesitamos y qué problemática enfrentamos para aceptar nuestra realidad? Y ahora, ¿qué estamos haciendo? Como familia, ¿cómo estamos? ¿Yo cómo estoy emocionalmente?

De mi vida en familia, han surgido parcialmente respuestas; otras, de charlas sostenidas con amistades y familiares que tienen algún conocimiento de esta etapa de mi vida, y unas más, de la observación del ser y hacer de mis hijas enfermas. Es todo un conjunto de información formal e informal, me refiero a cursos recibidos en los hospitales —donde mis hijas se han tenido que internar— para conocer acerca de dicha enfermedad, por información que recibí de los diferentes médicos tratantes y por las lecturas que realicé por iniciativa propia, además de muchas pláticas donde transmitimos las experiencias de nosotros, los familiares de los enfermos mentales.

26

Capítulo II

Violeta

Cuando diagnosticaron a mi hija con esquizofrenia, me quedé atónita. No sabía cómo era esa enfermedad; había oído que era, en términos simples, «estar loco». Utilizamos este término con frecuencia y sin sentido común realmente, y eso mismo pensé, aunque he aprendido que la locura es diferente a la esquizofrenia. Me negaba a mí misma que ella estaba enferma y preferí pensar que era rebelde, que estaba tomando drogas o que se emborrachaba —incluso me acercaba para oler su aliento—. Cuando observé a mi hija con una serie de cambios de conducta, sentí que ella estaba en mi contra y que, por esa razón, actuaba así, ignorándome, agrediéndome física o verbalmente, o simplemente encerrándose en su cuarto para no tener contacto con nadie de nuestra familia. Durante todo este tiempo, pensé también que era la adolescencia… pero ella estaba mal. La llevamos con varios psicólogos, sin embargo, no nos daban ninguna respuesta, y Violeta nos tenía muy confundidos. La vida cambió para nosotros con la cantidad de actitudes y comportamientos extraños que ella exhibía. Ninguno de los psicólogos nos decía lo que le estaba pasando.

Por desgracia, algunos de los licenciados en Psicología creen que pueden resolver todos los problemas con las diferentes terapias que ellos manejan, y no mandan al paciente con el psiquiatra para que este indique los medicamentos adecuados para cada paciente. Simplemente creen que con la terapia ellos, los pacientes, pueden salir adelante. Los piscólogos consumen tiempo valioso tratando de resolver un problema que nunca podrán arreglar y la enfermedad avanza en el paciente hasta que se presenta un cuadro agudo de comportamiento y tienen que internar al enfermo de urgencia. Es hasta entonces cuando el paciente es atendido por médicos psiquiatras.

Violeta Beatriz, la cuarta de mis hijas, es hermosa, de piel blanca, ojos claros que cambian de color según la ropa que se ponga; es alta y delgada. Cuando cursaba la primaria, le diagnosticaron problemas de coordinación motriz —dificultad para realizar algunas actividades físicas—, pero emocional e intelectualmente estaba bien. Una de sus cualidades principales —y muy notoria— era la socialización. Hacía amigas fácilmente y le gustaba ayudar a las personas mayores y a las que lo necesitaban. Estaba atenta a su alrededor desde muy pequeña para brindar apoyo; además, era muy platicadora. En ocasiones, tenía que pedirle que ya se callara porque todo el tiempo se la pasaba hablando. Terminó la primaria con algunas situaciones difíciles —y no lo digo por malas calificaciones—.

En tercer año, le tocó una maestra de nombre Margarita, para la cual Violeta no era de su agrado, así que ella la maltrataba. La maestra la castigaba todos los días sacándola del salón. La dejaba parada afuera junto a la puerta porque Violeta no podía mejorar su escritura, situación que se daba por el problema de coordinación motriz. Cuando reporté esta falta al director, la maestra Margarita se enojó mucho y, para expulsar a Violeta de la escuela, un día no la dejó entrar al salón. Una vez que salieron de clases, busqué al director y se lo comenté. Él mandó traer a la maestra y le llamó la atención delante de nosotros, lo cual no le fue nada grato. La agresividad hacia Violeta continuó y por esta razón decidí cambiarla de escuela, una cercana a la casa de mi madre para que cursara el resto del ciclo escolar y regresara al siguiente año. Terminó allí la primaria con muy buen promedio.

Violeta estudió el primero y el segundo año en una telesecundaria, donde cambié a Viviana para que cursara el segundo año que decidió repetir y el tercero. Yo considero que son muy buenas escuelas. Les quedaba retirada de la casa, por lo que tenían que tomar transporte y caminar para llegar. Violeta adquirió muchos conocimientos y le gustaba leer bastante. La relación con los maestros y las autoridades, como el director de esa escuela, era muy buena y de respeto.

Cuando estaba estudiando el segundo año, ella iba distraída y se cayó en un canal de aguas negras que quedaba cerca de la escuela. Afortunadamente, una persona se dio cuenta del accidente, se metió al canal y la sacó; luego la llevó a su casa, donde su esposa la bañó y le puso ropa de su hija; después, me la llevaron a la casa. Yo ya estaba muy preocupada, pues era tarde y ella no llegaba. Estaba por salir a buscarla cuando tocaron el timbre de mi domicilio. Una señora me preguntó que si allí vivía Violeta. Me espanté por la pregunta, pero ella me comentó lo que había sucedido y me sugirió que llevara a Violeta al doctor para que le dieran antibióticos y evitar así cualquier tipo de infección, pues Violeta había tomado agua y su piel también había estado expuesta a la contaminación del agua del canal. Agradecí el gesto tan amable que tuvieron con mi hija estas personas y se despidieron. Inmediatamente me fui al hospital al área de urgencias y, efectivamente, le mandaron cremas para su piel y antibióticos para prevenir cualquier tipo de infección.

El tiempo pasó aparentemente sin ningún problema. Las cosas continuaron en la casa con un ritmo normal para todos: su papá en el trabajo durante todo el día y yo en el hospital casi diario con su hermana más pequeña, Paty. Cada uno de los miembros de la familia realizaba sus actividades cotidianas: ir a la escuela, hacer sus tareas, ayudar en las actividades de la casa que ya se habían establecido para cuando yo no estuviera presente. Susana se encargaba de darles de comer a sus hermanos; Ángeles y Viviana, de cuidar a su hermanito más pequeño, y Violeta ayudaba en algunas cosas que le solicitaban sus hermanas mayores. Nadie estaba contento y tranquilo ante esta realidad, ya que yo permanecía mucho tiempo en el hospital con Paty, como ya mencioné. Las tareas se revisaban a las 10 de la noche cuando yo regresaba. Había poco tiempo para reunirnos y platicar las anécdotas del día y de la escuela. Todos nos íbamos a dormir con la esperanza de que el mañana sería mejor y de que Paty se aliviaría de esa enfermedad que hacía que yo, mamá, pasara mucho tiempo fuera de casa.

Violeta muchas veces se regresaba sola de la escuela y no esperaba a su hermana Viviana y, como dije, ellas tenían que caminar algunas calles para poder tomar el camión de regreso a nuestra casa. Un día, llegó una patrulla a la casa preguntando por mí. Violeta era menor de edad y necesitaban que yo fuera a declarar al ministerio público. Tenían detenida a una persona por intención de abuso contra Violeta. Las sorpresas llegan siempre así, de la nada, si no, no serían sorpresas, ¿verdad? En esos momentos, llegan a la cabeza muchas preguntas: ¿Cómo actuar? ¿Qué preguntar? ¿Qué hacer? ¿Cuál era el problema ahora? ¿Cómo estaría Violeta? ¿Cómo me veía dentro de una patrulla? ¿Qué dirá la gente… los vecinos me verían subir a la patrulla? ¿Qué había pasado? ¿Había escuchado yo bien?

Cuando llegamos al Ministerio Público, tenían allí a un señor que trabajaba en uno de los camiones que repartían tanques de gas. Violeta habló ante el abogado que tomó su declaración y le dijo lo

31

siguiente: «Que se dirigía hacia la parada del camión cuando salió de la escuela y el señor se bajó del camión repartidor de gas y se acercó a ella para manosearla» y que, cuando esto sucedió, «ella gritó tan fuerte que, al escucharla, se asomaron de un negocio que es un bar y corrieron a ayudarla; detuvieron al sujeto y llamaron a la policía». El asunto llevó un proceso de investigación. El acusado contrató a un abogado y, por lo que lo acusaron, no ameritaba que lo detuvieran en la cárcel ni se aplicaba amonestación alguna, por lo que lo dejaron libre.

El tiempo transcurría inexorable para nosotros que no teníamos la oportunidad de convivir, cada uno involucrado y responsablemente cubriendo el papel que le tocaba: trabajar, la escuela o el hogar, procurando que el sufrimiento no nos hundiera en la depresión.

Por aquel tiempo, además, en la familia sufrimos por la pérdida de Ángeles, quien falleció. El dolor fue tan profundo que no se puede describir. Todos nos vimos afectados y poco nos preocupamos por el dolor de los demás. Nos revolcamos en nuestro propio dolor y eso nos hizo ajenos a lo que le sucedía al otro. Muchas veces yo pensaba: «No es posible que los demás sufran igual que yo, si yo soy la mamá, yo la cargué durante nueve meses en mi vientre, la sentí día a día y mes tras mes cómo se movía, cómo crecía, hasta el día en que nació».

Ángeles estuvo con nosotros dieciocho años. No podemos comprender su pérdida. Creo que nadie comprende la muerte de un ser amado y menos cuando muere joven, y eso nos pasaba a nosotros. Para mí específicamente, era realmente inexplicable que ella hubiera muerto a esa edad tan hermosa y con tantas cosas por hacer: terminar de estudiar, trabajar, casarse, tener hijos... A veces pienso que ella había empezado al revés: primero, antes de terminar de estudiar, se embarazó y esa fue la razón por la que ella perdió la vida.

Yo estaba fuera de mí, no volteaba a ver qué les sucedía a mis hijos ni a mi esposo, pero ellos sufrían también y todos quisimos calmar nuestro dolor de manera particular, sin molestar al otro, y continuamos con la vida, callando lo que nos afectaba la muerte de Ángeles. La depresión en la familia era evidente de por sí, pues yo no estaba constantemente con ellos, ya que, para que Paty estuviera bien, yo pasaba mucho tiempo en el hospital con ella. Susana, Viviana, Violeta, Paty y Miguelito seguían allí. Ellos estaban con vida; era importante hacérselos ver a ellos y que aprendiéramos a vivir sin su hermana Ángeles... sin su presencia física, pero con todo lo que ella nos había dejado: muchos recuerdos bellos y dolorosos, pero con la certeza de que nos podía acompañar por siempre. Ángeles había muerto, pero también su bebé, tenía dos meses de embarazo y lo sabíamos. Nuestra pérdida había sido doble, ¿cómo podíamos, como familia, soportar tanto dolor?

La preparatoria donde Violeta quedó inscrita estaba bastante lejos de la casa. El traslado era de hora y media y ella debía abordar dos camiones para llegar a la escuela. Cursaba el primer año; era buena estudiante, cumplida y responsable. Nunca faltaba a clases y se sentía contenta. Un sábado, pidió permiso para ir a visitar a una de sus amigas que vivían en la colonia Esmeralda. Le di permiso de ir, no sin antes indicarle todos los cuidados que debería tener al atravesar para llegar con su amiga.

Nosotros vivimos en el Fraccionamiento Ojo de Agua, razón por la cual ella tenía que atravesar la carretera libre México-Pachuca, una carrera muy transitada. Ese mismo día, mi esposo y yo nos dirigíamos por esa carretera en dirección contraria, hacia Pachuca. Íbamos a dar unos temas de capacitación para el Movimiento Familiar Cristiano, cuando sonó una sirena de la Cruz Roja cerca de nosotros. Recuerdo que sólo comenté: «Espero que quien se haya accidentado no esté grave», y pronuncié una oración pidiendo por las personas que habían sufrido el accidente. Cuando llegamos a la reunión que teníamos, atrás de nosotros llegó nuestra amiga Maura, quien nos dijo que había hablado nuestra hija Susana a su casa para que nos avisara que Violeta estaba en el hospital, pues la habían atropellado. Miguel Ángel, mi esposo, se quedó en la reunión y yo me retiré —así lo acordamos—, así que me fui a mi casa para saber lo que había pasado. Cuando llegué, me esperaba Susana; se subió al carro y me dijo que manejara hacia la Clínica 68 del Seguro Social. Nos dirigimos con tal prisa, que llegamos antes que la ambulancia. Tuve oportunidad de estacionar el carro y esperar por donde entran las ambulancias para ver cómo llegaba mi hija, mientras Susy me esperaba en la sala.

La bajaron de la ambulancia en la camilla; observé que los paramédicos corrían por los pasillos y yo corría a su lado. La vi llorando, consciente, con golpes en la cara y en la cabeza, y muchos raspones en las piernas y en los brazos. Verla con vida me pareció lo más importante, sin saber las horribles consecuencias que tendría este terrible accidente. Cuando pasó la ambulancia a nuestro lado, yo le había rogado a Dios que no fuera tan fuerte el accidente y que las personas estuvieran bien, sin saber que en ese momento yo le pedía a Dios por mi propia hija Violeta.

Los médicos la atendieron, la revisaron y luego la dejaron en la sala de espera. En ese momento, ella vomitaba constantemente y se quejaba de dolor en la cabeza. Nos pasamos la tarde y la noche en urgencias. Al día siguiente, la subieron a piso. Después, cuando ella ya estaba en casa, me contó cómo fue el accidente: «Cuando tenía que atravesar, un camión de carga estaba estacionado a la orilla de la carretera. Me fijé que no viniera ningún carro de los dos lados, pero no supe de dónde salió una camioneta grande y me aventó; sentí el golpe de frente en la cabeza y caí al piso fuertemente».

Nosotros estábamos preocupados por nuestra hija. No sabíamos en qué condiciones físicas estaba

35

realmente; solo sabíamos por experiencia que, cuando suben al paciente a piso y le asignan cama, significa que hay riesgo de algún problema mayor. Ya lo habíamos experimentado con nuestra hija Patricia. También teníamos temor de que Violeta estuviera en ese hospital porque, seis meses atrás, allí mismo había fallecido Ángeles, la segunda de nuestras hijas.

Sí, lloré mucho. Me sentía sumamente desconsolada y enojada con la situación. ¿Por qué ahora Violeta debía estar en ese hospital que tanto sufrimiento nos había causado? El lugar me recordaba algo muy trágico como para volver a sufrir lo mismo. Mi mente es muy rápida y yo me imaginaba una situación trágica de nuevo, como seis meses antes había sucedido. Por fortuna, he tenido la capacidad de soportar cualquier situación por difícil que sea sin que me altere, manteniéndome serena, fuerte hasta que se resuelve, aunque luego me doblo y expreso mi dolor; y este incidente no era algo sencillo. Seguíamos pasando por situaciones que nadie quiere vivir ni sufrir.

Al día siguiente, en la noche, después del accidente, nos visitaron unas personas. Apenas habíamos regresado con mi hija Paty del Hospital La Raza, Violeta permanecía internada y nosotros estábamos muy cansados, preocupados y angustiados por nuestras dos hijas. Aun así, los recibimos y los pasamos a la casa. Ellos se presentaron —eran los que atropellaron a nuestra hija—. Nos dijeron que venían con su abogado para hablar con nosotros, pues querían saber en qué posición estábamos, y nos solicitaron que fuéramos a la oficina del Ministerio Público en Cd. Cuauhtémoc a firmar para que la policía los dejara sacar su camioneta, que estaba encerrada en el corralón. Nos sentimos muy molestos por la forma en que solicitaron que firmáramos y les dijimos que no necesitaban llevar a ningún abogado, que nosotros no habíamos hecho nada en su contra. Supuestamente, ellos estaban al pendiente de cómo reaccionaba nuestra hija en el hospital; conocían sus avances respecto al accidente e incluso nos ofrecieron atención dental para ella, porque Violeta había perdido un diente.

Mi esposo fue muy claro al hablar con ellos; se despidieron avergonzados, pero muy preocupados por lo que nosotros pudiéramos declarar en su contra o porque les pidiéramos dinero por haber atropellado a nuestra hija.

Para mí, era difícil ir a visitar a mi hija Violeta al hospital, pues necesariamente estaba con Paty en el Hospital La Raza de manera constante, pero aun así, yo iba todos los días para saber cómo estaba ella. Los médicos me comentaban que estaba bien; solo esperaban que las heridas sanaran. Violeta tenía un comportamiento aparentemente normal; ella estaba siempre platicando con las visitas de los demás enfermos de la sala. Cuando yo iba, nunca estaba en su lugar y tenía que buscarla incluso en otras salas.

Le solicitamos al médico de base que realizaran una tomografía para descartar que ella tuviera consecuencias por el golpe, pero en ese hospital de zona, no tenían tomógrafo, sino que había que solicitar el estudio al Hospital La Raza. No tardaron tanto en dar la fecha, ya que los señores que la habían atropellado tenían un amigo médico en ese hospital. Así fue como lograron sacar la cita tan pronto, porque a ellos les urgía que liberáramos su camioneta. Se le realizó el estudio a mi hija y, supuestamente, todo estaba bien. Mi hija no tenía ningún problema y firmamos; su camioneta salió del corralón y a Violeta solo la llevé dos veces al consultorio dental que ya nos habían ofrecido. Realmente no sé dónde está ese consultorio, pues nunca puse atención a dónde nos llevaban. Ellos pasaban por Violeta y por mí y nos regresaban a la casa. En esos dos días, le pusieron un diente y ese fue todo nuestro contacto con esas personas. Lejos estábamos de saber las terribles consecuencias que tendría este accidente en mi querida hija.

Violeta regresó a su vida cotidiana: la escuela y la casa. Un mes después de haber regresado de las vacaciones de diciembre, ella empezó a presenta conductas muy raras. Notamos que no dormía en toda la noche, hablaba sola y se reía mucho; también les temía a los gatos y hablaba de que veía a su hermana Ángeles que había fallecido. Aun así, Violeta siguió yendo a la escuela. Cuando fui a firmar la boleta de calificaciones en febrero, me comentaron en la dirección que Violeta estaba faltando mucho a clases, independiente de los días que yo había pedido permiso mientras ella se recuperaba. En ese momento, no entendí a qué se debía que no entrara a la escuela, pues todos los días salía de la casa para ir a esta. Me informaron que habían visto a Violeta vagando por los sembradíos, y en varias ocasiones los maestros la guiaron a la escuela. Uno de sus maestros es psicólogo y me dijo que él podía atender a Violeta por las tardes, así que la di de baja temporal y tomamos la decisión de llevarla a consulta.

Estaba muy triste; no sabía qué estaba pasando con mi hija. Ella nunca se había portado así y cada día empeoraba su comportamiento. Como no asistía a la escuela, solo andaba en ropa interior y con un trapo en la cabeza que le cubría todo el cabello. Su papá y yo tomamos la decisión de consultar a un traumatólogo y le llevamos una tomografía nueva. Cuando el médico revisó a Violeta, nos comentó que el cerebro de mi hija estaba inflamado, pero que, con el tiempo y un medicamento, ella se recuperaría; su cerebro estaría bien, pues al desinflamarse, ya no oprimiría nada y ella volvería a ser la misma. Esa explicación tan lógica y bien planteada nos daba esperanzas de que Violeta mejoraría.

La llevé a terapia con el psicólogo. Tres consultas en una semana fueron suficientes para confirmar que él no podría hacer nada para que Violeta mejorara; al contrario, ella presentaba cada día más actitudes que no eran correctas, además, desconocidas. Nos admirábamos de todo lo que hacía y decía. Ya tenía no solo alucinaciones visuales, sino auditivas y

39

olfativas. Los demás no lo percibíamos… todo estaba en su mente enferma.

Pasamos un mes más esperando que nuestra hija mejorara de salud al desinflamarse el cerebro. Eso es lo que nos habían dicho varios médicos y dos psicólogos que ya habíamos consultado, pero ese momento nunca llegó; al contrario, la nueva personalidad de Violeta molestaba a sus hermanos, los avergonzaba, y eso era causa para que la agredieran con burlas por las cosas que decía. Ella era rara, no obedecía y se escondía detrás de los muebles grandes o se metía debajo de la cama. Muchas veces, no la encontrábamos.

Violeta era extremadamente delgada en ese tiempo y no sabíamos cómo se hacía tan pequeña que se podía esconder en cualquier espacio. Con nuestra hija que había fallecido, con una hija con insuficiencia renal crónica constantemente asistiendo al hospital y con Violeta fallándole la cabeza, realmente estábamos en una crisis familiar terrible. Nos preguntábamos por qué a nosotros nos estaba tocando vivir todo esto… y no había respuestas a nuestra pregunta.

Violeta bajaba cada vez más de peso, casi no comía, pues creía que escupíamos sobre sus alimentos o que la comida estaba envenenada; para que ella aceptara comer en algún momento, le servía a ella sola. Ya no comía con todos sus hermanos. Se metía a bañar con ropa porque decía que la estaban vigilando. Si veía gatos en el jardín de la casa, los corría; tenía miedo, decía que eran el demonio. Se servía agua y bendecía la casa. Era muy difícil tolerar todos estos cambios en un miembro de nuestra familia.

Comenté con varios de mis hermanos la situación de Violeta; mi hermana Rosalía nos visitó unos días después. Observó el comportamiento de mi hija y me preguntó que cómo era yo capaz de soportar toda esta problemática: la muerte de Ángeles, la enfermedad de Paty y ahora Violeta con todas las consecuencias del accidente y sin saber qué tenía realmente. Le impresionaron todos los rituales que hacía Violeta y, después de escucharme, me comentó que tenía una amiga que estuvo internada en un psiquiátrico y que, aunque no sabía exactamente qué enfermedad padecía, el psiquiatra que la atendió la ayudó mucho y salió del hospital en mejores condiciones, tanto como para continuar en la universidad y seguir con su vida. Me dijo que conseguiría el teléfono del doctor y su dirección para llevar a Violeta.

Un día llegaron por la tarde mis hermanos Eduardo, Rosalía, Ana y Julio. Platicamos mucho tiempo de todo lo que estaba pasando con mi familia y cómo yo no hacía nada, aparentemente, sino tolerar y esperar a que un día se le desinflamara el cerebro a Violeta para que ella volviera a la normalidad —como me lo habían explicado el traumatólogo y los psicólogos—. Sin embargo, ninguno de ellos me había dicho que Violeta necesitaba que la valorara un psiquiatra, solamente que esperara y, bueno, ya habían transcurrido tres meses desde del accidente y mi hija cada día estaba peor.

Ese día, mis hermanos platicaron solamente conmigo; no estaba mi esposo. Él regresaba hasta muy noche y eran casi las seis de la tarde cuando discutíamos si llevábamos a Violeta al psiquiatra o esperábamos a que estuviera Miguel Ángel, mi esposo. Me di cuenta de que tenía que tomar la decisión yo sola. Ese era un momento como muchos otros en los que yo sola tomaba la decisión sobre las situaciones familiares y acepté que lleváramos a mi hija en ese mismo momento. Mi hija mayor, Susy, también estaba de acuerdo. Fue difícil bajar a Violeta, que se encontraba en la planta alta de la casa; solo andaba en ropa interior y un fondo. No se dejó vestir y se resistía a bajar. Tuvieron que cargarla y así la metimos al carro y nos dirigimos hacia el sur de la ciudad, admirados de todo lo que hacía y decía.

Cuando llegamos al consultorio del Dr. Benjamín Dultzin, él estaba atendiendo a un paciente y, al ver el estado de Violeta, nos pidió que la lleváramos al Hospital Psiquiátrico San Rafael de inmediato y nos dijo que, en cuanto se desocupara, nos alcanzaría allá. Nos dirigimos al hospital con la dirección que el doctor nos proporcionó y lo esperamos allí. Cuando llegó, me pidió que pasáramos a su consultorio e inició con una serie de preguntas a las cuales regularmente le respondía yo que sí. A Violeta también le hizo algunas preguntas, pero ella las evadía o contestaba algo diferente a lo que le preguntaba. El doctor me pidió que Violeta se quedara internada, pues era necesario, que se le realizaran una serie de estudios y observarla de cerca para poder dar un diagnóstico.

No tenía idea yo del costo que tendría todo esto, pero sí estaba segura de que era un lugar donde atenderían bien a mi hija, y entonces sí podrían decirme lo que le pasaba. Me pidió el Dr. Dultzin que pasara a la caja, donde debía dejar un depósito y un *voucher* abierto para poder realizarle todos los estudios necesarios y ponerle una enfermera en su cuarto durante 24 horas para vigilarla de cerca. Hice lo necesario y nos regresamos a la casa. Cuando llegamos, ya estaba mi esposo esperándonos. Yo no lo vi contento con lo que habíamos hecho, más bien, él estaba preocupado por la decisión que yo había tomado. Mis hermanos le explicaron todo lo que había sucedido con Violeta y lo importante que era que se quedara internada.

43

Mis hermanos se fueron y nosotros regresamos el siguiente día al psiquiátrico para hablar con el doctor, quien amablemente nos explicó de nuevo lo que ya me había explicado la noche anterior y nos dio los resultados de algunos de los estudios que ya le habían realizado a Violeta con las pruebas del laboratorio. El doctor mencionó que ella tenía infección en vías urinarias y anemia ligera, con una hemoglobina de 10. El electroencefalograma estaba alterado; no era normal. Con estos resultados y la información de las enfermeras respecto al comportamiento de Violeta, además de todo lo que yo le había comentado la noche anterior al doctor, él diagnosticó a Violeta con esquizofrenia paranoide. Nos explicó que, cuando un enfermo mental tiene algún tipo de infección —en el caso de Violeta, de las vías urinarias—, su comportamiento se altera más por los síntomas y el malestar físico que experimenta, es decir, se exacerba. Así que, nos informó que ella debía continuar tomando los medicamentos que ya había iniciado y que debía permanecer internada para ver qué efecto surtirían.

La verdad, nos dimos cuenta de que el costo del internamiento sería muy alto, pero también pensamos y comentamos mi esposo y yo lo necesario que era, aunque la situación ya era difícil, pues con Paty teníamos muchos gastos y ahora, con Violeta, no sabíamos exactamente cuánto pagaríamos; sabíamos que sería caro, pero no qué tanto. Lo más caro vendría después, con la continuidad de su tratamiento, ya que no es una enfermedad que se cura, sino que solo se puede controlar; es crónica y avanza. Con el correr de los años, nos daríamos cuenta del costo real. ¡Qué ironía del destino!, lo más caro no fue el primer internamiento, es cierto; nos endrogamos, pero de por vida.

¿Qué estábamos haciendo mal para que pasaran todas estas situaciones con mi familia?, ¿cómo actuaríamos ahora?, ¿qué hacer con nuestras vidas?, ¿cómo superar esta nueva situación que jamás nos hubiéramos imaginado que sería el resultado de un accidente? Más y más preguntas surgían, pero ninguna respuesta. Esta era nuestra vida familiar, misma que jamás hubiéramos pensado vivir.

Si uno busca en el diccionario lo que es locura y lo que es esquizofrenia, encontrará lo siguiente:

Locura: Término convencional con el que se designan ciertos trastornos mentales. Acción imprudente o insensata. Afecto exagerado por alguien o entusiasmo desmedido por algo. Privación del juicio o del uso de la razón. Acción inconsiderada o gran desacierto. Acción que, por su carácter anómalo, causa sorpresa.

Esquizofrenia: Trastorno de la personalidad, caracterizado por la escisión* de las funciones afectivas e intelectuales. Grupo de enfermedades mentales correspondientes a la antigua demencia precoz, que se declaran hacia la pubertad, y se caracterizan por una disociación específica de las funciones psíquicas, que conduce, en los casos graves, a una demencia incurable.

45

*Escisión: Rompimiento o desaveniencia.

Entonces, la esquizofrenia es un trastorno de la personalidad, porque hay un rompimiento con la realidad, y se crea un mundo alterno donde los enfermos se evaden.

Estos términos no facilitan en nada nuestra vida. Tal vez nos ayudan a entender los síntomas, pero no a comprender la vida, la vida de nuestros seres queridos que la padecen. Podemos cambiar rutinas, cambiar actitudes y modificar nuestra forma de comunicarnos con ellas para no lastimarlas más de lo que ya están, pero no comprender por qué pasan estas situaciones.

Violeta se empezó a quedar en la casa. Los medicamentos con los que salió del hospital psiquiátrico la mantuvieron muy sedada, dormitando todo el tiempo. Viviana quedó entonces sola, no tenía a su hermana Ángeles y su hermana Violeta se mantenía dormida sin poder pararse para ayudarle en algo en la casa mientras yo estaba fuera con Paty en el hospital. Mi hija Violeta acudía a las citas con el Dr. Benjamín Dultzin cada mes y él modificaba los medicamentos, pero ella no mejoraba mucho. El doctor hizo varios cambios, entre ellos, le recetó Perfemacina y Risperdal acompañados de Fluoxetina todo el tiempo. Un amigo del Dr. Dultzin nos puso en contacto con una psicoanalista que vivía en Xochimilco. Desde Ojo de Agua, la llevábamos cada semana hasta allá a su terapia, que le ayudaba muy poco. Yo no vi gran cambio en su comportamientos antes y después de varias sesiones de psicoanálisis.

Después de varios meses, ya con tratamiento y psicoanálisis, Violeta me pedía permiso para ir a la plaza cívica que está cerca de nuestra casa y yo quería suponer que era bueno que le diera cierta libertad si ya estaba tomando sus medicamentos, pero un día me encontré a unas personas conocidas y me comentaron que Violeta se acostaba en el pasto. Eso me alteró mucho. Ella era una joven y se estaba exponiendo a que le pasara algo con alguien que quisiera abusar de ella y ya no la dejé salir sola cuando me lo pedía.

En una ocasión, yo estaba muy ocupada con mi hija Paty haciéndole la curación del catéter subclavio que le instalaron en el cuello para realizar la hemodiálisis y esta curación se la tenía que realizar siempre que la bañaba para que no contrajera ninguna infección después del baño. Violeta aprovechó el momento en que yo estaba muy ocupada y me pidió un peso para comprar un chicle. Le dije que lo tomara y ella se salió. Al ver que no regresaba, yo estaba muy preocupada. Salí a la puerta porque ella tenía una hora aproximadamente de haberse salido. Al mismo tiempo, sonó el teléfono; era una enfermera del Hospital La Raza, adonde llevaba a Paty a hemodiálisis. Violeta estaba en el octavo piso pidiéndoles que la instalaran en la máquina para hemodiálisis; decía que estaba enferma de los riñones. Me espanté mucho, ¿cómo había podido Violeta salir de la casa y llegar, sin dinero, a ese hospital, donde los fines de semana era realmente difícil pasar por toda la vigilancia que hay en todas las puertas? Me sentí impotente e incluso muy enojada con Miguel Ángel y con todo lo que estaba pasando. Sólo le respondí a la enfermera que por favor retuvieran allí a Violeta.

Inmediatamente le hablé por teléfono a mi hermano Francisco para que fuera por ella, pues él vivía más cerca que nosotros del hospital. Al colgar el teléfono, me puse como loca gritando y llorando, enojada y asustada. ¡¿Qué estaba pasando?!

Yo me sentía sola para tener que cuidar a Violeta y a Patricia juntas, ahora con un hijo pequeño que era muy travieso. Hablé por teléfono a la casa de mi mamá y le conté el problema que tenía, y a mi hermano Francisco, que me ayudaba mucho cuando yo lo requería, le pedí que trajera a Violeta de regreso a la casa.

En la tarde llegó Miguel Ángel, quien regresaba de la escuela donde estudiaba Teología; cuando lo vi, empecé a gritarle muchas cosas agrediéndolo y culpándolo por todo lo que nos pasaba. Yo estaba totalmente descontrolada. Me parecía terrible que no estuviera en casa casi nunca, pues no sólo trabajaba toda la semana, sino que los sábados estudiaba; por esta razón, me sentía sola con demasiada responsabilidad: cuidar y atender a mis hijas enfermas y tomar decisiones cuando se necesitaba.

48

Violeta no logró recuperarse como esperábamos. Los medicamentos que le estaban dando no eran los adecuados. Decidimos cambiar de médico por dos razones: La primera, el costo era alto en todos los sentidos —económico, de desgaste físico y mental por los traslados y los tiempos—. La segunda, siempre teníamos que andar corriendo de un lugar a otro; eran carreras constantes para llegar a las diferentes citas que teníamos con Paty y con Violeta.

Sin embargo, siempre se abren nuevos caminos para andar y nuevas oportunidades surgen en los momentos más difíciles, como en el que nos encontrábamos, y tuvimos esa oportunidad. Mi hermano Eduardo, que es psicólogo, conocía a un psiquiatra que trabajaba en Ojo de Agua en una institución de asistencia privada llamada Fundación Rougier, donde ayudan a los sacerdotes católicos que tienen algún problema de adicción; allí acudí con Violeta a solicitar las citas con el médico y con una psicóloga. Por fortuna, sí aceptaron atendernos. Nos quedaba a cinco minutos de la casa; además, el costo era realmente bajo. Para nosotros, esto era un gran beneficio. Ya no tenía que descuidar tanto a mi hijo Miguel, que en esos tiempos tendría diez u once años, y tampoco saldría corriendo para llevar a Paty al Hospital La Raza. Todo se estaba acomodando nuevamente en la familia. Ya habíamos aceptado la nueva condición de Violeta, aun cuando eso nos provocaba algunas discusiones en la familia por los diferentes rituales que ella realizaba. El Dr. Roberto Hernández había estabilizado más o menos a Violeta, pero, cuando se quedaba dormida debido a los diferentes medicamentos que tomaba, Viviana se enojaba mucho con ella porque no le ayudaba en los quehaceres de la casa ni a cuidar a su hermano más pequeño cuando yo salía con Paty. Viviana se quedaba al mando en la casa por ser la hermana mayor; además, ella tenía que estudiar, pues cursaba ya en el quinto semestre de la preparatoria.

El Dr. Roberto nos pidió una resonancia magnética para valorar mejor a Violeta y observar si tenía algún daño cerebral como consecuencia del accidente, ya que, aparentemente, la tomografía que le habían tomado antes de darla de alta del hospital, cuando la atropellaron, estaba normal y, según afirmaron entonces, no encontraron ningún daño. Yo nunca acepté el diagnóstico que había dado el doctor amigo de las personas que la habían atropellado, pues mi hija continuaba con muchos problemas e ideas delirantes y pensamientos en contra de ella misma que dañaban su salud. Mi esposo y yo esperábamos todavía que se le desinflamara el cerebro para que Violeta regresara a la normalidad —bueno, si así puede decirse—. Nunca perdimos la esperanza de que, al día siguiente, Violeta amanecería mejor, pero nunca fue así.

Nos dirigimos al Hospital General para que le tomaran a Violeta la resonancia magnética. Llevábamos el nombre del médico neurólogo que valoraría dicha resonancia magnética y le pedíamos a Dios que todo estuviera bien, pero, cuando nos informaron sobre los resultados, estos fueron malos. Ella tenía daño en el lóbulo frontal donde había recibido el primer golpe de la camioneta que la aventó; además, se detectaba una desmielinización en la parte que corre hacia la columna. Por un lado, ya teníamos un resultado para darle el medicamento adecuado, pero por otro, el problema era peor. La desmielinización en los huesos provocaba mucho dolor. La mielina es como un aceite que protege a los huesos para que no se estén rozando con el movimiento y sufran desgaste.

Al entregarle los resultados al Dr. Roberto un mes después, le cambió el medicamento y Violeta mejoró un poco. Para entonces, estaba tomando Fluoxetina para la depresión y carbamacepina para los paroxismos que presentaba. Los paroxismos son descargas constantes en el cerebro. Se los detectaron a Violeta mediante varios electroencefalogramas. Por fortuna, aun cuando tenía descargas eléctricas constantes en el cerebro, ella no convulsionaba ni ha convulsionado nunca. Para la psicosis que presentaba, le indicaron Risperdal.

Pienso que si el médico del Hospital La Raza que valoró la primera resonancia que le realizaron a ella hubiera sido honesto y realmente le hubiera interesado dar el diagnóstico real que arrojaba el estudio sin guiarse nada más por la amistad que tenía con las personas que la atropellaron, desde el inicio Violeta hubiera sido tratada y no habría sufrido tanto.

Después de dos años de atención, el Dr. Roberto nos comentó que dentro de poco dejaría de trabajar en la fundación y no podía seguir viendo a Violeta.

51

Empezamos a tratarla en el Instituto Nacional de Psiquiatría (INP), que se encuentra en la zona de hospitales en el periférico. Le realizaron una serie de estudios de sangre, electroencefalograma, radiografías de cráneo, tomografía y otra resonancia magnética. La valoró de nuevo otro psiquiatra y un grupo de médicos. El diagnóstico fue el mismo que había dado anteriormente el Dr. Benjamín Dultzin: esquizofrenia paranoide. Cuando les comenté a los médicos del INP sobre todos los medicamentos que ya había tomado Violeta y cómo seguía comportándose, decidieron hacer cambios y probar con otros.

Mi hija, aun con su trastorno mental, leía todo lo que encontraba en la casa, y mucho de lo que encontraba era sobre su padecimiento y sobre otras enfermedades. Se adjudicaba los diferentes padecimientos que encontraba en los libros. Sabía los síntomas y las posibles consecuencias de los mismos. En esa época, se envolvía la cabeza con un paliacate y continuaba bañándose vestida; casi no comía. Seguía muy delgada y había noches en que no dormía casi nada. En una ocasión en que salimos mi esposo y yo, regresamos a las dos de la mañana. Regularmente, cuando salíamos de noche, al llegar a casa yo subía a las recámaras de mis hijos para darles la bendición y revisar que todo estuviera bien. Esa noche, Violeta no estaba en su cama. La buscamos por toda la casa y no la encontramos. Me puse a gritar como loca y salimos a la calle. Al llegar a la esquina, ella estaba allí, vestida con su uniforme de la escuela. Ella me dijo que estaba esperando el camión. Rompí en llanto y, al regresar a casa, regañé a sus hermanos por no haber visto que su hermana se había salido. ¡Cómo era posible que no se dieran cuenta! Los culpaba y luego me culpaba de que nosotros estuviéramos en la calle… teníamos a dos enfermas. Nuevamente, las discusiones no se dejaron de lado; hubo enojos, angustias y frustración.

Violeta continuó atendiéndose en el INP. Le modificaron el medicamento. En ese tiempo, tomaba Valproato de magnesio de 200 mg y le indicaron que tomara de nuevo Risperdal. Ella no presentó cambios muy notables después de dos años de

52

atención en este hospital, que también nos quedaba muy lejos de la casa.

Al no ver cambios muy significativos en la enfermedad que afectaba a Violeta, decidimos cambiarnos del Instituto Nacional de Psiquiatría al IMSS, pero antes de realizar todos los trámites burocráticos para dicho cambio, pregunté e investigué con los psiquiatras que veían a Violeta que si ella no mejoraría. Ellos me respondieron que no. Violeta ya no tendría cambios, el diagnóstico estaba dado, los medicamentos comprobados y todos los estudios necesarios realizados. No había vuelta atrás. Ya estaba más que confirmado que Violeta tenía esquizofrenia paranoide como consecuencia del daño causado en el lóbulo frontal cuando la atropellaron.

Todo esto nos llevó a tomar la decisión para seguir buscando opciones que ayudaran a mi hija a estar mejor y, al mismo tiempo, encontrar un hospital donde la atendieran, pero más cerca de la casa.

Solicité el servicio en el IMSS. Una vez realizados todos los trámites, ella fue valorada en psiquiatría. Duré muy poco tiempo en ese servicio, pues la atención no era la adecuada: las consultas eran cada tres o cuatro meses, los médicos siempre estaban saturados de trabajo, demasiados pacientes que atender por jornada. Las consultas eran relativamente breves. La atención era deficiente; siempre hacían las mismas preguntas sin levantar siquiera la mirada para ver la reacción del paciente…

más bien, llenaban las recetas con cierta prisa para continuar con la siguiente persona.

Cuando salíamos de paseo en familia, Violeta no tenía control de esfínteres y se orinaba donde estuviera; siempre estaba orinada, olía mal y, por esa condición, teníamos que salirnos de prisa de los lugares donde paseábamos con todos sus hermanos. Se jalaba los cabellos y los dientes constantemente como si quisiera sacárselos. Estas escenas se volvían violentas, todavía más cuando gritaba sin tomar en cuenta dónde estábamos. ¿Nos daba vergüenza? Sí, y mucha, a mí en especial. Tenía que tomarla de la mano y no soltarla hasta regresar a casa, mientras los demás miembros de la familia se mantenían alejados de nosotras dos por las actitudes que ella tenía.

Durante meses, ella se arrancaba el cabello y se lo comía. Por fortuna, no llegó al grado de que le causara un daño severo en el estómago. El diente que le habían puesto cuando la atropellaron, se lo arrancó en cuatro ocasiones diferentes; claro que, cuando eso sucedía, la llevábamos otra vez al dentista para que le pusieran uno nuevo. No podíamos permanecer en lugares donde había muchas personas, como el mercado, la iglesia y algunos sitios donde se aglomera la gente, mucho menos en fiestas, fueran familiares o no. De por sí, con la enfermedad de Paty ya no podíamos asistir a fiestas para evitar cualquier tipo de contagio, porque ella tenía muy bajas sus defensas, menos entonces con Violeta y todos sus cambios de personalidad y de actitudes, además del deseo de hacerse daño físico constantemente.

Nuestra relación con la familia extensa se fue enfriando, pues ella era motivo de burla, sobre todo para los más jóvenes y niños pequeños que no tenían idea de lo que le sucedía. Sin embargo, también reconozco que nosotros nos fuimos alejando un poco más por todas las citas médicas de Paty en el hospital y por Violeta, para quien siempre estuvimos buscando opciones de atención con diferentes profesionistas que nos brindaran las respuestas a todas las dudas que teníamos y con la esperanza de encontrar la cura de la enfermedad de ella. En todo ese tiempo, ocupados con lo que sucedía con nuestra familia, no logramos mantenernos en contacto, y mucho menos ser parte de todas las celebraciones que se realizaban en la casa de mi mamá. No sabíamos cómo controlar todos los rituales que realizaba Violeta como parte de su enfermedad.

Llegó el momento en que Violeta pidió regresar a la escuela y se preparó estudiando para presentar nuevamente el examen de admisión para la preparatoria. Ella quedó en su primera opción de ingreso, la Preparatoria número 22 en el pueblo de San Pedro Atzompa. Cuando entraron a clases, nos hicimos presentes en la escuela su papá y yo para hablar con el director y explicarle la situación de enfermedad de Violeta y él aceptó tenerla allí, siempre y cuando nosotros también nos hiciéramos responsables ante cualquier evento que se presentara. El director sabía que nuestra hija Viviana, que cursaba el último semestre de la preparatoria en el Cebetys de Ojo de Agua, estaba realizando allí su servicio social en el turno vespertino.

Violeta terminó el semestre con calificaciones regulares; aprobó matemáticas, física, química e inglés, pero reprobó español, formación cívica, ética y educación física. Hubo varios incidentes en este período, por ejemplo, Violeta se salió en tres ocasiones de la escuela —todavía me pregunto cómo pudo convencer al responsable para que le abriera la puerta—. En una de esas ocasiones, no la encontrábamos; ella se había dirigido hacia Tecámac. Gracias a Dios, dimos con ella. Otras veces, solamente se salía del salón de clases. Claro que regañábamos a Viviana por no haberla esperado a la hora de la salida, pero en realidad, mi hija Viviana estaba al tanto de ella mientras prestaba su servicio social. ¡Cuánta carga emocional y física tenía nuestra hija Viviana!... vigilar a Violeta en la escuela, acompañarla durante su estancia, cumplir con lo que le solicitaban de trabajo, además, al regresar a casa, cenar y darles de cenar a sus hermanos y cuidar a Miguelito, que también estaba en la escuela en el turno vespertino; hacer su propia tarea y preparar todo lo que necesitaba para ir a la escuela al día siguiente —entraba a las siete de la mañana—. Por lo regular, nosotros regresábamos con Paty a las nueve o diez de la noche del Hospital La Raza, donde la atendían en hemodiálisis. Viviana tan sólo tenía 17 años.

56

El director de la Preparatoria 22 habló con nosotros y nos informó sobre las actitudes de Violeta, pese a las cuales él se mostró dispuesto a tenerla allí para el siguiente semestre. Nos dio las guías de estudio para los exámenes extraordinarios y los programas completos de las materias que ella había reprobado. Nos proporcionó los títulos de los libros con los que ella podía resolver sus guías. Todo esto fue inútil. Violeta ya no quiso seguir estudiando allí. Esto aliviaba aparentemente a Viviana con una responsabilidad menos.

Después de varios estudios, atención del médico general, del médico internista y de psiquiatría, mandaron a Violeta a estudios especiales para darnos la vigencia de derechos de por vida por enfermedad mental. Fueron pocos meses en los que se le atendió en el Seguro Social después de la vigencia permanente que tenía. Yo no veía mejoría y decidí arreglar los papeles para que la atendieran en el ISSSTE. A partir de ahí, enviaron a Violeta a la Clínica de Especialidades de Psiquiatría que se encuentra en Tlatelolco. Duró seis meses y, al no ver mejoría, la enviaron al Hospital Primero de Octubre del ISSSTE para continuar su atención. El primer psiquiatra que la atendió allí fue el Dr. Martell, quien continuó recetándole el mismo medicamento. Tres meses después, el doctor paidopsiquiatra José Luis Pozos Saldívar la empezó a tratar. Violeta era menor de edad, tenía 17 años. Por esta razón, era atendida por el paidopsiquiatra, quien solicitó varios estudios, entre ellos, otra tomografía y otra resonancia magnética. Confirmó el diagnóstico

57

que nos habían dado desde el principio y decidió hacer cambios en su tratamiento. Violeta mejoró considerablemente, así ella empezó con un nuevo tratamiento tomando olanzapina de 10 mg, 2 por la noche; valproato de magnesio de 200 mg, una en la mañana, una a la hora de la comida y dos en la noche. También tomaba fluoxetina por la mañana.

El diagnóstico definitivo fue: esquizofrenia paranoide orgánica por daño o lesión en el lóbulo frontal. Se le detectó con las resonancias magnéticas que le tomaron.

Esta enfermedad fue diagnosticada por varios médicos psiquiatras que coincidieron por los síntomas que Violeta presentaba y con la ayuda de los resultados de todos los estudios realizados.

Ahora lo que veo es que no importa si las personas que la atropellaron pidieron disculpas y estaban muy preocupadas. Nosotros los perdonamos, sabemos y debemos perdonar, pero eso no curó ni curará a nuestra hija nunca.

Yo me he preguntado constantemente por qué la vida estaba jugando con nosotros. Surgía problema tras problema. ¿Acaso Dios nos estaba castigando por algo? Yo revisaba mi vida y no encontraba ninguna razón para que así fuera; sabía que distaba mucho de ser una santa, pero era una mujer responsable dentro de mi hogar, no odiaba ni envidiaba, no tenía rencor, tampoco sabía qué estaba pasando. Mi esposo es y ha sido un hombre responsable también y ama a su familia. No encontraba yo elementos para justificar el hecho por el cual estábamos siendo castigados, pero, al mismo tiempo, yo me contestaba que Dios es compasivo y misericordioso. Él nos ama y no nos castigaría a través de nuestras hijas. Por fortuna, pude desechar todos estos pensamientos de mi cabeza que me hacían más daño que beneficio y le pedí perdón a Dios por lo que yo estaba divagando y que me afectaba mucho. Siempre he tenido fe y no era el momento de perderla, ya que sólo Dios podría ayudarnos a soportar todo el dolor.

La muerte de Ángeles, la enfermedad de Paty y la enfermedad de Violeta me obligaron a buscar refugio de esa tristeza que me embargaba y decidí salir de mi casa por 15 días. Mi mente estaba muy mal. El dolor por la pérdida de una hija y un nieto era algo difícil de superar. Yo visitaba a mi hija en el panteón todos los días y podía pasarme allí sentada sobre su tumba mucho tiempo. Estas actitudes que yo tenía —y otras después de la muerte de Ángeles— me motivaron a hablar con mi esposo y mis hijos para avisarles que me ausentaría de la casa por un corto tiempo y que ellos se organizaran para llevar a Paty a hemodiálisis. El mismo psiquiatra me recomendó esa salida.

Me fui a Puebla con mi hermana Margarita y allí lo único que hacía, después de despertar muy tarde por la depresión que yo tenía, era irme al parque con mis dos sobrinos, que eran pequeños todavía, pero grandes como para que yo no tuviera que vigilarlos y preocuparme por ellos cuando se alejaban de mí.

Regresábamos a la casa a comer, a dormir y ver la tele. Yo no hablaba con mi familia para nada. La depresión que tenía no me permitía estar alerta y atenta a ella.

Cuando hay depresión, uno de los principales síntomas es la disminución del compromiso con el mundo exterior y el aletargamiento de la vivencia emocional interna. En Jorge Bucay encontré una explicación fácil de lo que es la depresión: *No siento, no tengo grandes sensaciones ni registro sentimientos demasiados profundos.* Así me sentía yo con todo lo sucedido.

El que me habló, sólo en dos ocasiones, fue mi esposo, una vez para saber cómo me sentía y otra para avisarme que el domingo de Semana Santa iríamos de paseo al Africam Safari. Esto me indicaba que era el momento de volver ya a casa.

De regreso del paseo, nos despedimos de mi hermana. Me fui con mi familia a mi casa. Tuve una agradable acogida por parte de mis hijos; ellos estaban contentos de que regresara y ya estuviera con ellos. Retomé mis responsabilidades de inmediato y me senté con ellos para saber cómo habían estado sin mí. Me platicaron cómo se turnaron para llevar a Paty al hospital entre Susana, Viviana y mi esposo. Observé cómo cada uno de ellos enfrentaba su propia problemática para hacerse cargo de Paty durante mi ausencia. Para Viviana en particular, al tomar esta responsabilidad, su mayor preocupación era no gastar mucho dinero; por esa razón, no tomaba taxi ni de ida ni de regreso al hospital donde atendían a su hermana. Ella no tenía idea de lo difícil que era para Paty cuando salía de su tratamiento de hemodiálisis, pues terminaba muy desgastada, además del peligro que corría con la presión tan alta y que el esfuerzo propiciaría que le subiera más y le diera taquicardia.

Miguel Ángel, con su trabajo; Susana, en la universidad, y Viviana, en la preparatoria… ¿Cómo le hicieron? No lo sé, pero lo lograron sin que yo estuviera allí. Cuántas veces pensé que solos no podrían con esta responsabilidad tan grande, que sólo yo era capaz de sacarla adelante y me demostraron que no era así, que, cuando la familia se apoya, todo se puede realizar, aun cuando haya sido difícil para todos.

Fue muy delicado lo que ocurrió un día cuando a Viviana le tocó llevar a Patricia a hemodiálisis. Se regresaron en el metro y no se bajaron en la estación que correspondía —Indios Verdes, que es la última—. El metro ya se dirigía hacia donde lo estacionan. Al desconocer Viviana el rumbo que tomaba el tren, activó la alarma. Ya no había más personas, solamente Viviana y Paty, que ya se sentía muy cansada por todos los incidentes. Por fortuna, los policías que estaban vigilando en ese momento solicitaron regresar el tren a la estación y acompañaron a mis hijas hasta que se bajaron y les indicaron el pasillo para tomar el camión para la casa. Este episodio después nos causaba risa, pero la verdad es que había sido una situación difícil y peligrosa, de la cual habían salido bien libradas, gracias a Dios.

Me comentaron que la comida que les hacía su papá francamente no les gustaba, pues la sentían muy salada o demasiado dulce, o no les gustaba cómo cocinaba las verduras, en fin, ya me extrañaban. Él estaba de vacaciones; era el período de Semana Santa. Por esta razón, casi no había actividades escolares y también Susy pudo ayudarles a llevar a su hermana al tratamiento de hemodiálisis.

Los días pasaron aparentemente bien. Violeta hacía su mayor esfuerzo en la escuela, pero seguía con algunas alucinaciones todavía y eso alteraba a Viviana.

Empecé a observar que Violeta se ecuperaba. Los medicamentos que le prescribió el doctor José Luis Pozos fueron idóneos. Uno de los inconvenientes o efectos secundarios que provoca la olanzapina de 10 mg es que a los pacientes que la consumen les incrementa más el apetito y suben mucho de peso. Asimismo, los antidepresivos, cuando se toman por temporadas largas o, como en el caso de Violeta, de por vida, causan aumento de peso; incluso a este medicamento algunos médicos le dicen en broma "bolanzapina". Después de pesar 40 kilos, Violeta subió mucho de peso con el paso del tiempo —hablo de 20 años de enfermedad—.

Violeta tiene mejor relación con Viviana y con Paty. Con los que más discute y está en desacuerdo cuando le llaman la atención por los errores de juicio que ella comete son Susana y Miguel. Incluso conmigo discutía muy acaloradamente cuando no aceptaba lo que yo le mandaba. En una ocasión en que la regañé, resultó inevitable la risa que me causó, al grado de que me dolía el estómago, pues dijo: «La enferma mental eres tú; también estás esquizofrénica y estás bien loca». Me causó tanta gracia la forma en que trataba de ofenderme, con tal euforia, que también me hizo pensar que tal vez yo era la que estaba enferma y no mi hija. ¿Hasta qué grado aceptaba ella la enfermedad? Ya no regresó a la preparatoria donde estaba estudiando y su hermana Viviana terminó su servicio social. Nos íbamos adaptando a la enfermedad de Violeta; nos causaban risa muchos de los comentarios que hacía. Violeta se quedó nuevamente un semestre en la casa, ya que no encontramos una escuela donde ella pudiese permanecer y adaptarse.

63

Yo puedo sentirme contenta de que tanto mi familia como nuestros amigos no se fueron ni nos dejaron de hablar o de visitarnos, al contrario, siempre los he sentido muy unidos a nosotros.

La vida día a día nos pone retos que tenemos que vencer para poder seguir adelante. Los retos que hemos tenido como familia nos han fortalecido. Nos mantenemos unidos para superar lo que nos ha afectado a cada uno de nosotros. En la casa hay depresión, rebeldía, enojo e incomprensión. ¿Cómo no tener estrés si no dormíamos bien? Muchas veces no comíamos bien, vivíamos en constante preocupación por la gravedad de Paty y por los errores de juicio de Violeta que podían atentar contra la vida de ella misma o de los demás, por ejemplo, constantemente se untaba en el cuerpo todo lo que encontraba en el baño o en el cuarto de lavado, ya fuera blanqueador, agua oxigenada, Isodine u otros líquidos de curación que yo ocupaba para mi hija Paty; se bañaba con agua ardiendo para quitarse todos los microbios que, según ella, se le pegaban y le provocaban enfermedades. Considero que lo único que nos ha mantenido unidos es el amor que existe entre todos nosotros, mi **gran familia**.

Al encontrarse estable Violeta, decidimos, junto con ella, inscribirla en la misma preparatoria donde estaba Paty. Era una escuela particular. Ella presentó un examen y fue aceptada. Hablé con la directora sobre la enfermedad que tenía Violeta y le comenté que ya estaba controlada. La directora aceptó a Violeta para que iniciara la preparatoria como auxiliar de educadora. A mi hija le encantaba lo que estaba estudiando; aprendía fácilmente todo lo que le enseñaban y siempre entregaba las tareas. Cuando yo asistía a las juntas mensuales, las noticias de cómo se desenvolvía Violeta en el salón eran buenas, pero me dijeron que ella, a la hora de los descansos, se bajaba al patio y empezaba a cantar y a bailar allí, sin ninguna inhibición, lo que causaba muchas burlas por parte de sus compañeros. Eso no me molestaba, ya que yo comprendía que estaban en la adolescencia y a esa edad juzgan, critican y agreden. Esto y los errores que Violeta cometía en la escuela tuvieron consecuencias.

Al terminar el semestre, la directora me mandó llamar para hablar conmigo. Cuando acudí, ella me comentó lo inteligente que era mi hija, lo responsable que era con sus materias y me felicitó porque Violeta no faltó ningún día a la escuela durante el semestre. También me comentó lo bien que hacía el trabajo cuando visitaban las escuelas de preescolar, donde les daban permiso para llevar a las estudiantes a practicar sobre lo que estaban estudiando. Después de esas buenas noticias y de recibir sus calificaciones con todas las materias aprobadas, la directora —muy apenada— me dijo que no podía tener a Violeta más en la escuela, que rebasa a los maestros y que no estaban capacitados para tener y atender a este tipo de estudiantes, que se sentía realmente mal por esa desición, pero que esa escuela no era para Violeta. Me sugirió que buscara en Internet algún plantel donde ella fuera aceptada. Busqué y nunca encontré nada donde ella pudiera ser integrada.

Aquí está una muestra de que las personas como Violeta no son aceptadas en la sociedad. Además, en el Sector Salud, hay poca atención a las necesidades que tienen los enfermos mentales. Hay una clara discriminación. No hay escuelas —o al menos suficientes— para los enfermos mentales. Solo sé de una donde los enfermos mentales tienen treinta años asisitiendo y no hay lugar para nadie más, porque los padres de familia así lo han decidido y las autoridades también. No integran más profesores capacitados para atender a este tipo de población. Esa escuela es la única que tiene la SEP. Sé de muchas que atienden a personas con síndrome de Down, pero no con otro tipo de enfermedad mental.

Me fue difícil decir algo. Creí entender lo que la directora me dijo y acepté llevarme a mi hija sin más respuesta de parte mía, sino solamente dándole las gracias por permitirle estar en su escuela y nos retiramos. Recuerdo que me aguanté las ganas de llorar por lo que había pasado. Violeta estaba tranquila, no estaba molesta ni triste, solamente me tomó de la mano y nos dirigimos a la casa. No era la primera vez que a mi hija no la aceptaban por su personalidad... ¿o por su enfermedad? Como mamá, me sentía impotente.

Busqué y pregunté a diferentes personas sobre una escuela donde mi hija pudiera seguir estudiando sin ser criticada ni tampoco despreciada ni mucho menos discriminada, pero no me enteré de ninguna escuela y mi hija se quedó en mi casa sin poder seguir estudiando, sin posibilidad de que aprendiera, pese a que Violeta fuera, como lo dijo la directora de la escuela en la que iba, «una niña inteligente y responsable».

Al inicio de la enfermedad, Violeta tuvo una regresión a la infancia. Su edad cronológica era de dieciséis años y actuaba como si tuviera cinco. Nos tomó tiempo a la familia y a mí comprender que la única forma para que ella retomara su edad era involucrarla en juegos infantiles primero, tratarla efectivamente como una niña y después, poco a poco hacerle ver que ya tenía más años, que ya era más grande para que fuera cambiando su comportamiento hasta lograr que se comportara de acuerdo con la edad que tenía.

No fue fácil. Había que dedicarle nuevamente tiempo para jugar con ella. La atención a Violeta tuvo que ser continua y constante. Por fortuna, a ella sólo la internamos en una sola ocasión, a diferencia de su hermana Viviana, pero ¿cómo logramos hacer que Violeta aceptara que ya era una adolescente y no una niña? Jugábamos con ella todas las tardes a la rueda de San Miguel, a las escondidillas, a los encantados, con la pelota y muchos otros juegos infantiles, pero, al mismo tiempo, le mencionábamos que era más grande, que debía actuar diferente, no enojarse si perdía algún juego. Esto no ayudó mucho, ya que ella lloraba y hacía berrinches como si tuviera cinco años. Hemos tardado años para lograr que ella se ubique en la edad que tiene. Para mí, implicaba dedicarle más tiempo a Violeta.

Actualmente, a la edad que tiene, en ocasiones habla como una niña pequeña esperando que los demás la acepten con esta actitud, pero nosostros le llamamos la atención y le pedimos que hable bien, que no se haga tonta, que ella ya es una persona adulta, y ella comienza a hablar nuevamente como un adulto.

Mi esposo y yo hemos tenido que atendernos a nivel psicológico para desarrollar más nuestra capacidad de amar. Nuestra comunicación ha tenido que ser clara, directa, congruente, confirmada y retroalimentada. Esto ha contribuido a que Violeta y Viviana entiendan lo que se les pide y lo realizan adecuadamente, aun con las limitaciones que tienen.

Capítulo III

Viviana

Seis meses después del accidente de Violeta, surgió otra situación en mi familia. Viviana, que había estado atenta y cuidadosa de su hermana, empezó a presentar cambios de personalidad, que seguramente yo no noté, sino hasta después de que regresé de Puebla, aquel viaje que realicé para estabilizarme un poco de todo lo que había estado viviendo en mi familia. A mi regreso, mi mente estaba más serena para retomar la vida de nuevo en mis manos —y me refiero a mi propia vida—.

Ángeles había muerto, Patricia estaba grave y Violeta estaba enferma de esquizofrenia, ¿qué más podría pasarnos? ¡Buena pregunta me hacía yo constantemente! Muy pronto tuve la respuesta, un día, cuando me mandaron llamar de la escuela de Viviana, me informaron una serie de problemas que ella estaba presentando con sus maestros y con los compañeros del salón. Era altanera con los maestros y no seguía indicaciones, lloraba mucho por la muerte de su hermana, no entraba al salón, deambulaba por toda la escuela, agredía verbalmente a sus compañeras y amenazaba incluso con querer pegarles. Empecé a darme cuenta de que Viviana cada día se sentía más presionada, incluso en el período de exámenes tenía crisis convulsivas —bueno, no convulsionaba, sino que tenía crisis parciales complejas, un tipo de epilepsia—. Cambió de carácter. Después de ser muy rebelde y arrebatada y no querer recibir órdenes, se había transformado entonces en una persona dócil, obediente y distraída y, en muchas ocasiones, su mirada estaba perdida. Parecía que miraba sin mirar, observaba sin ningún sentido algún punto; escuchaba sin oír nada, estaba ida muchas veces. No sabía qué le pasaba a mi hija Viviana. Ella se enojaba sólo con Violeta porque no le ayudaba con los quehaceres de la casa.

Violeta estaba en tratamiento psiquiátrico y muy sedada, por lo que dormía mucho tiempo y, por supuesto, a Vivi esto le enojaba. Ella, como hermana mayor, tenía y sentía la obligación de hacerse cargo de la casa en mi ausencia, y eso era muy constante. La mayor parte del tiempo, yo estaba en el hospital con Paty, pero Viviana no entendía por qué Violeta permanecía todo el tiempo dormida.

Yo seguí observando muy de cerca a Viviana. Le revisaba su mochila para saber si ella se estaba drogando. La veía diferente, por lo que inspeccionaba su recámara, lo mismo que hice con Violeta.

Para ese entonces, Viviana estaba terminando el último semestre de la preparatoria con la especialidad en secretaria ejecutiva. Sus calificaciones no eran muy buenas, pero no debía materias. Hablé con el director, ya que él sabía todo lo que había sucedido en la familia, y me recomendó que viéramos a un médico para que valorase a Viviana. El director tenía información de que mi hija presentaba casi a diario crisis convulsivas y sus compañeras estaban muy asustadas. Le propuse a él que, para cubrir los exámenes del último bimestre, Vivana realizara los trabajos en casa. Yo se los entregaría a cada maestro en la fecha que ellos me indicaran para que Viviana obtuviera su certificado y no perdiera el último semestre. Tenía esperanzas de que la situación mental de Viviana no fuera grave, que fuera algo pasajero, como había sido en los tiempos anteriores cuando había estado en crisis, como en la secundaria. El Director estuvo de acuerdo y así me dirigí con cada uno de los maestros para solicitarle el trabajo correspondiente y nos regresamos a la casa.

No sabíamos lo que le estaba sucediendo a Vivi, pero teníamos ya mucha información respecto al sufrimiento que ella estaba tratando de controlar en casa y desahogar en la escuela. Por esa misma razón, ella presentaba muchas crisis durante el día —me refiero a muchas, porque pasaban meses sin que presentara ninguna crisis y, ya que estaba en casa, ella se ponía mal cuatro o cinco veces al día—. Esto la agotaba mucho, al tal grado que debía dormir más tiempo.

¿Cómo eran las crisis? Bueno, ella fue diagnosticada con epilepsia desde los cuatro años, pero las crisis que ella presentaba eran parciales complejas. No tenía convulsiones generalizadas, tónicas clónicas, como se conocen. Su comportamiento era diferente. Ella chupeteaba, se quejaba, caminaba sin sentido y no respondía, se desconectaba de la realidad; esto duraba unos dos minutos. Cuando estaba consciente, se sentía muy cansada y tenía que dormir. Antes de la muerte de su hermana, había durado tres años sin padecer ninguna crisis, pero nuevamente se estaban presentando.

Le ayudé a realizar las tareas necesarias para que terminara sus trabajos de la escuela y escribiera a máquina todo. Logramos entregar todos los trabajos solicitados por los maestros en tiempo y forma. Mi hija terminó su preparatoria aprobando todas las asignaturas. Seguramente los maestros fueron benévolos en ese último semestre por todo lo que ya había sufrido Viviana, pero al fin y al cabo, ella había terminado su enseñanza media superior.

72

Al paso de los años, en algunas ocasiones en que platiqué con sus amigas de la preparatoria acerca de Viviana, ellas me comentaban algunas cosas que yo desconocía. Me dijeron que en la escuela era una persona responsable, cumplía siempre con sus tareas; si algunas amigas suyas no entendían algo de matemáticas, ella siempre les ayudaba en el salón utilizando el pizarrón cuando no estaban los maestros para explicarles. Viviana era muy buena en las materias de matemáticas, contabilidad, cálculo y todo donde se requieren operaciones matemáticas y númericas. Era capaz de realizar operaciones mentales de grandes cantidades y obtener bien las respuestas. Viviana era buena amiga, sabía corresponder a la amistad que le brindaban, defendía a sus amigas en cualquier conflicto que se les presentara con otras compañeras y con amistades que no pertenecian a la escuela. Las invitaba constantemente a casa a comer o tomar algún refresco, o comer fruta, que era lo que siempre había sobre la mesa de la casa. Otras amigas me comentaron que, al cambiar su conducta por todo lo que ella pasaba en familia, solamente se acercó a unas cuantas para platicarles lo mucho que sufría y lo enojada que estaba con lo sucedido.

Cuando entregué los trabajos a los diferentes profesores, Viviana aprobó las materias. Yo ya me sentía tranquila hasta cierto punto, pues pensaba que los problemas de salud mental que ella presentaba pasarían en algún momento y, con su certificado de educación media superior, tendría ya la oportunidad de entrar a trabajar a un banco o una empresa; habría la posibilidad de que ella se comprara todo lo que necesitaba como mujer. Yo tenía muchas ilusiones, como las tuve con Susy cuando estaba terminando su carrera y con Ángeles cuando terminó la preparatoria. Ahora Viviana, ya con un certificado en mano, tendría esa oportunidad de trabajar y ayudar un poco en los gastos que generábamos como familia grande. Yo sólo me hubiera conformado con que ella se comprara lo que necesitara y, si quería seguir estudiando, lo hiciera.

Con mi hija Viviana se repitió en la escuela lo mismo que con mi hija Ángeles. Aunque sí terminó

73

bien, ya no pudo continuar y no estuvo presente para recibir su certificado. Ángeles falleció el 10 de junio y, a fines del mismo mes, se realizó en la preparatoria la ceremonia de clausura, a la cual asistimos Miguel Ángel y yo Victoria para recibir *postmortem* su certificado de término de la preparatoria. Fueron momentos muy conmovedores por el reconocimiento que sus compañeros le hicieron a Ángeles al hacerle un poema. Al nombrar a nuestra hija para recoger el diploma, pasamos nosotros. El llanto y el dolor me consumían por dentro, y estoy segura de que a mi esposo también. Nos aplaudieron con mucha intensidad. Toda la escuela —incluso maestros, alumnos y padres de familia— se pusieron de pie cuando nos entregaron el diploma de nuestra hija. Todos los sentimientos se envolieron en uno solo: el **dolor** de que no fuera ella la que estuviera presente y, no se diga, cuando asistimos a la misa de clausura. Yo veía con mucha envidia y cierto coraje a todas sus amigas hermosamente arregladas —mi hija no estaba físicamente allí— y me preguntaba ¿por qué mi hija? Y no es que quisiera que a alguna de las jóvenes que estaban allí con vida les pasara lo que a Ángeles. Eso no era justo. Fue muy difícil superar esos sentimientos negativos contra estas señoritas que ninguna culpa tenían de que mi Ángeles hubiera muerto.

Viviana no había muerto… estaba viva, pero internada en un hospital psiquiátrico. Todo se había salido de control. Después de entregar sus trabajos en la escuela, la enfermedad de Viviana se había detonado de una forma muy cruel. Además de los cambios de personalidad que presentaba, ella tuvo un brote de psicosis y agresividad hacia todos los que estábamos cerca. Regularmente éramos Paty, Violeta, Miguelito y yo. Ella de repente nos pegaba, nos aventaba o nos jalaba los cabellos; incluso muchas veces aventaba los platos de la comida y otros artículos de la casa que destruía.

La llevamos a consulta con el doctor Roberto Hernández que había atendido a Violeta en Ojo de Agua. Le indicó un tratamiento con antipsicóticos, pero ella solo pudo estar en casa poco tiempo después de iniciarlo, aproximadamente un mes. El doctor le prescribió Melleril®, un antipsicótico, pero ella no mejoró para nada y, al ver cómo estaba Viviana, en la consulta siguiente nos envió al Hospital Fray Bernardino Álvarez, hospital psiquiátrico donde quedó nuestra hija internada. Por esta razón, al igual que con Ángeles, nos tocó asistir a la misa de clausura, donde todas las muchachas lucían hermosas y en plenitud, y después recoger su certificado. Viviana no estaba presente, ya habíamos vivido esto un año antes.

Viviana nació el 28 de agosto de 1978. Ella nació bien, con buena salud, pero a los cuatro años se cayó desde la altura de un piso. Era una niña muy traviesa e inquieta. No podía dejarla sola por los riesgos que corría. El día en que ella se cayó, la llevamos al médico y le sacaron una radiografía de cráneo para ver que no tuviera alguna fractura. Aparentemente, todo estaba bien, sin embargo, a la semana siguiente, presentó un cuadro de temperatura de más de

40°C y esto le provocó convulsiones. Mi esposo no estaba en la casa, ya que regularmente él llegaba primero a la casa de su mamá; entonces tomé a mi hija, la cargué, y caminé cerca de tres calles casi corriendo. Durante todo este tiempo, ella seguía convulsionando. Me encontré a mi esposo en el camino y juntos llevamos a Viviana a un hospital particular, donde se quedó internada para que trataran de controlarle la temperatura tan alta. Yo me regresé con mis otras hijas, que estaban solas, y Miguel Ángel se quedó con Viviana, que había perdido el conocimiento; así estuvo un par de horas y luego los médicos que la estaban atendiendo le dijeron a mi esposo que probablemente nuestra hija quedaría con alguna secuela debido a la temperatura tan alata y a la duración de las convulsiones que no podían controlar, además del tiempo en que estuvo inconsciente.

76

Esa misma noche, cuando Vivi se recuperó, salió del hospital y regresó a la casa. Al día siguiente, un médico amigo nuestro la revisó y le recetó Epamín®, un medicamento anticonvulsivo, La intención del médico era evitar que ella volviera a convulsionar. Para mí es importante comentar todo esto porque fue una serie de sucesos en su vida la que la llevó a padecer la enfermedad de la esquizofrenia. En efecto, ya no tuvo más convulsiones, pero este medicamento le produjo una serie de alergias que le causaron mucha comezón en su cara, brazos y piernas, por lo que se rascaba hasta sangrar. Su piel estaba muy dañada y los médicos del Hospital Pascua de Dermatología no encontraron un tratamiento eficaz. El aspecto físico de ella no era agradable. Esta condición incluso evitó que tuviera amigos en la escuela, se volvió retraída y algunos compañeros de su salón la rechazaban.

La gente se alejaba de ella cuando la llevaba al hospital y viajábamos en el metro. Solo la miraban con repulsión, ya que, al ver lo dañada que estaba su piel, cualquicra podía creer que ella tenía una enfermedad contagiosa. Vivi tenía rastros de sangre; se rascaba constantemente hasta rasgarse la piel por la comezón que padecía. Su cara, sus brazos y sus piernas estaban muy dañadas. Por más que la cubría yo con ropa de manga larga, pantalones, sombrero, lentes y todo lo que los médicos de dermatología me recomendaban, ella continuaba enferma de su piel. Me enojaba con las personas que se le quedaban viendo y con las que no querían acercarse a ella. A mí me molestaba mucho este tipo de personas que, sin saber cuál era la enfermedad de Viviana, la rechazaban.

77

Cuando entró al kínder, Viviana era muy demandante. Quería la atención de la maestra solo para ella —lo mismo que hacía en casa—. Una de las formas con las que ella lograba que le prestaran atención era que buscaba la escoba y con ella le pegaba a la maestra. Provocaba a sus compañeros para que se salieran de clase. Era hiperactiva y, para los maestros, tener un alumno así desde el kínder era muy difícil. La maestra me pidió que llevara a Viviana al DIF para que la canalizaran a alguna institución donde le prestaran la atención médica necesaria.

Con documentos en mano y cita establecida, me dirigí al Hospital Infantil que quedaba bastante retirado para nosotros, por el Ajusco. Cuando entré a la sala, me sorprendí al ver un gran equipo de médicos: psicólogo, médico general, psiquiatra, pediatra y una trabajadora social. El resumen que yo llevaba del DIF y el documento de la escuela con la información del comportamiento de mi hija les sirvió de base a los médicos para valorar a Vivi y, claro, toda la información que me solicitaron a mí, su madre.

El diagnóstico era hiperactividad y le indicaron un medicamento que estaba muy de moda, por así decirlo, en Estados Unidos, aunque hubo noticias de que la Asociación Médica de ese país ya lo había sacado del mercado debido a los efectos secundarios negativos que les causaba a los pacientes que lo consumían. Me refiero al Ritalin (metilfenilato). Vivi dormitaba todo el día y yo no quería eso para mi hija. Tenerla sedada todo el tiempo no era lo que yo pretendía. Asistimos en varias ocasiones al Hospital Infantil para observar los resultados o mejoría de Viviana con este medicamento, pero yo no los visualicé nunca, y dejé de dárselos sin pensar en todas las consecuencias que tendría que ella no hubiera llevado su tratamiento adecuadamente. Ahora lo lamento al ver consecuencias por no llevar su primer tratamiento contra la hiperactividad y la agresividad que ya presentaba desde niña.

Mi hija salió de la primaria sin reprobar ni un año, pero con muchos problemas por lo dañada que estaba su piel debido a que se rascaba. La alergia que le había provocado el Epamín® continuó durante varios años y, al estar tan dañada físicamente, ella era motivo de burla de sus compañeros del salón; incluso una de las maestras de la primaria, cuando vio cómo estaba Viviana de la piel, le pidió al director que cambiara de grupo a mi hija. Su actitud me enojó mucho y le puse una demanda en la zona escolar, pues estaba discriminando a mi hija. A partir de entonces, iniciamos un viacrucis de hospital en hospital para encontrar la cura a ese problema de salud que tenía Vivi y que duró muchos años, con las consecuencias para ser un motivo más del sufrimiento que se fue acumulando en su difícil vida de siempre. Esto no significa que no le brindamos todo el apoyo necesario y todo nuestro amor para que ella creciera fuerte y valiente ante cualquier circunstancia que tuviera en la vida. Regularmente, nuestros mensajes para todos nuestros hijos, eran de que fueran felices principalmente, ya que, siendo felices ellos, lograrían todo lo que se propusieran.

Viviana fue una estudiante regular. Cuando entró a secundaria, se volvió muy rebelde, pero contra mí. Ella era agresiva y me insultaba constantemente. Me decía que estaba gorda, que no era su mamá, que no era la esposa de su papá, bueno… muchos otros adjetivos y negaciones de este tipo. Sabía que ella no estaba bien de salud; vomitaba en cualquier lavabo a su alcance después de comer. Empezó a bajar de peso y fue preocupante. Su conducta en la escuela fue difícil, pues no aceptaba la autoridad de los maestros y constantemente tenía reportes para que yo hablara con uno de ellos. Cada que acudía, la historia era la misma: ella les contestaba mal a los maestros y al director. A fin de año, reprobó una materia. Vivana no me permitió hablar con el maestro, sino que prefierió que la cambiara de escuela y repetir el año escolar. Yo quería tener con ella una buena relación y acepté lo que me pidió. La cambié a la telesecundaria junto con Violeta. Cursó el segundo y tercer año. La tuve que llevar al psiquiatra. La empezaron a atender por un problema de bulimia. Ella se veía al espejo y decía que estaba muy gorda, que tenía bigotes y se rasuraba. Tenía una percepción de su persona que no era real —esto es una característica de la bulimia—. Ella estaba demasiado delgada y el psiquiatra le había recetado ya medicamentos. Los tomó durante varios meses, pero le provocaron mucha rigidez. Llegó un día en que no podía ni moverse por lo rígida que estaba. Mi hermano Antonio tuvo que cargarla para llevarla a la cama una vez que salimos de compras; así se quedó hasta el día siguiente, cuando la vio el psiquiatra que la atendía y le retiró el medicamento que le había mandado.

Ella siguió vomitando frecuentemente hasta que terminó el tercer año de la secundaria. Le empezaron a llamar la atención otras cosas, como hacerse un tatuaje, juntarse con chicas que a mí me parecían muy diferentes a Viviana, pero ella fue aceptada tal cual era, incluso formaron una pandilla de cinco chicas que, en cierto momento, fueron a algunas tiendas departamentales y robaron cosas. Llegaban muy contentas por lo que habían realizado. Yo la

80

regañaba e incluso le pegaba a mi hija, pues no aceptaba que ella se comportara de esa forma... ¿robar?, no lo necesitaba, puesto que tenía —según yo— todo, pero no era así. Ella tenía problemas, pero yo estaba muy ocupada con Paty, que siempre se encontraba al borde de la muerte. Llevando mi mente hacia atrás, recuerdo algo que ya me habían pedido los médicos de Vivi: revisar en el pasado conductas que fueran raras; pero no fue sino hasta varios años después cuando pude comprender que no todo lo que hacía Viviana era normal.

Viviana convulsionaba a diario. Cuando el psiquiatra le retiró el medicamento que ella tomaba, él decidió internarla para valorarla nuevamente. Ella fue internada en el Hospital La Raza del IMSS. Paty también estaba internada; ella en el piso nueve y Vivi en el seis. Subía y bajaba varias veces al día para estar con cada una de mis hijas. Viviana estuvo internada quince días hasta que le controlaron las crisis convulsivas. No le dieron tratamiento para otra cosa más que para las convulsiones. El medicamento siguió siendo el mismo. Vivi salió y Paty se quedó internada quince días más. No era raro para mí tener a dos de mis hijos internados al mismo tiempo; ya me había pasado con Miguelito y Violeta; ahora les tocaba a Viviana y a Paty.

Yo acudía a la escuela con cierta regularidad para saber cómo iban en sus asignaturas ella y su hermana Violeta y asegurarme de que no se fueran de pinta o estuvieran actuando mal. Efectivamente, un día me encontré a Vivi fuera de la escuela. Le pregunté lo que hacía y me contestó sin mucho problema que no había entrado porque se había ido con un señor que la había invitado a su casa, pero que ella no se esperó a que quisiera violarla, que se pudo zafar de él al agarrar un cuchillo con el cual lo amenazó y logró salirse de esa casa. Yo no sé si efectivamente hubo intento de violación o ella lo estaba inventando. La vi tan serena que no comprendía cómo podía estar ella tan tranquila con una situación así. Le pregunté si sabía el nombre de ese señor, si recordaba dónde vivía. Mi intención era averiguar más sobre lo sucedido. Ella me contestó que no sabía el nombre, ni tampoco donde la había llevado, sólo que se había regresado caminando desde la casa de ese señor.

Después de que diagnosticaron a Viviana con esquizofrenia, muchos años habló de la violación, pero también decía que había sido su tío, luego que su papá o que algún vecino. Esto fue lo que me hizo cuestionarme que alguien la hubiera ultrajado. Ella estaba alucinando y decía cosas así de personas que jamás le hubieran hecho daño.

El internamiento en el Hospital La Raza no resolvió ni la epilepsia ni mucho menos los estados de ánimo de Viviana. Con el tiempo y con lo que he aprendido respecto a las enfermedades mentales, ahora entiendo que ella estaba muy deprimida y ya presentaba algunos cambios en su personalidad. Si esto ya sucedía desde la primaria y la secundaria, yo no tuve la capacidad de identificar su comportamiento como algo que no era normal, porque no conocía nada de las enfermedades mentales. En la preparatoria, con una carga emocional tan fuerte, con la muerte de su hermana mayor que era con la que mejor se llevaba, no podía haber otra respuesta de su mente más que hacer crisis.

Viviana, a diferencia de Violeta, se internó constantemente en el Hospital Psiquiátrico Fray Bernardino Álvarez. En ocasiones, se quedaba hasta seis meses internada por los cambios de medicamentos que tienen que realizar los médicos. Hasta que se encontraba estable, la daban de alta. Otras veces, duraba tres meses, pero nunca salía realmente bien... ya nunca volvería a ser la misma. A ella también le didagnosticaron esquizofrenia paranoide inorgánica de difícil control.

Una gran diferencia con la esquizofrenia que tiene su hermana Violeta es que, en el caso de Violeta, los medicamentos van dirigidos a un punto específico: el lóbulo frontal, mientras que, en el caso de Viviana, no van dirigidos a una parte específica del cerebro, puesto que es un caso de esquizofrenia inorgánica. No tiene un daño físico específico en la cabeza, pero en cualquiera de los dos tipos de esquizofrenia, los medicamentos pueden surtir efecto o no en el paciente. Entonces, los médicos prueban hasta que ven cuál de todos les funciona mejor, ya que los organismos son diferentes. El medicamento que no surte efecto en un paciente quizá sea el que más acepte otro paciente y mejore su salud.

La primera vez que Vivi se quedó internada fue en junio —como comenté— en el Hospital Fray Bernardino Álvarez del ISSSTE. Permaneció internada hasta diciembre de 1996. Lo curioso es que, después de probar con varios medicamentos, la dieron de alta solamente con valproato de magnesio de 200 mg, tomando uno en la mañana, uno en la tarde y uno en la noche. Al saber poco todavía sobre las enfermedades mentales, acepté y firmé consentimiento para llevarme a mi hija a casa para pasar la Navidad y el año nuevo, pero ¡oh decepción!, antes del día de reyes, tuve que volver al hospital, pero ahora solicité que se internara no como derechohabiente del ISSSTE, sino como población abierta, e ingresó en al área de salubridad, en el piso dos.

El jefe de piso era el Dr. Miguel Herrera Barrera, quien —al saber lo que había sucedido y con la historia clínica en mano— tomó a Viviana como paciente e inició un nuevo tratamiento hasta que logró estabilizarla. Durante dos semanas, no le permitieron las visitas, incluso la tenían sedada la mayor parte del día por motivos terapéuticos; el principal era que el medicamento tardaba entre quince días o un mes para surtir efecto y, mientras eso sucedía, prefirieron tenerla sedada para que no les hiciera daño a sus compañeras de piso y para no mantenerla sujeta a la cama. Viviana era muy agresiva; entonces, con más razón era necesario mantenerla sedada.

Quiero comentarles que, cuando un paciente se interna en ese hospital, primero permanece en el área de urgencias para que lo estabilicen e inicien el tratamiento adecuado, pues el área de urgencias está más controlada para las visitas. Allí sujetaban a Viviana a la cama, pero no solo a Vivi; eran varios los pacientes que estaban amarrados para no dañarse. Uno de los primeros medicamentos que utilizaron allí con mi hija fue el haloperidol; este fármaco era de los más típicos que se utilizaban para los pacientes con esquizofrenia.

Después de muchos internamientos, cambios en medicamentos y varias terapias de electrochoques, el Dr. Miguel Herrera me recomendó que la inscriba en hospital parcial —una modalidad de las mejores que he conocido—. Solo ingresaban pacientes recomendados por los médicos tratantes conforme a las posibilidades del paciente de recuperar algunas de las facultades que habían perdido con la enfermedad.

Viviana ingresó en 2002. Asistíamos dos veces por semana; entrábamos a las ocho de la mañana y salíamos a la una de la tarde. Tienen un programa realmente increíble, tanto para los pacientes como para los padres de familia o tutores del paciente. Organizaban grupos mixtos de diez pacientes y tenían diferentes tipos de terapias. Les permitían a ellos escoger a cuál querían entrar. Mi hija escogió teatro y lectura de periódico. También tenían terapia grupal, donde estaban presentes el psicólogo y el psiquiatra. Daban la consulta médica al término de las terapias; además, les entregaban sus medicamentos para la siguiente semana.

Mi hija tuvo la oportunidad de asistir dos años a estas terapias, en las cuales participó en una obra de teatro como protagonista. Ella interpretó a **Aura**. Logró aprenderse todos los diálogos. ¡Fue fantástico ver a mi hija participar!

Como mamá, también aprendí sobre las enfermedades mentales, la acción de los medicamentos en los organismos, la forma de tratar a nuestro paciente como familia, la aceptación de la enfermedad y la aceptación del enfermo sin culpas mutuas entre los padres. Nos proporcionaron atención psicológica e información legal; participamos en convivencias, festejábamos el día del médico, de la madre, el día de muertos y las posadas. En fin, fue allí, en esos cursos y talleres, donde pude identificar que yo tenía un cuadro de depresión mayor. Así que, cuando terminó una de las clases, bajé a urgencias del hospital, donde me diagnosticaron. Desde entonces, estoy en tratamiento. Doy gracias a Dios por haberme dado la oportunidad de conocerme y saber qué me estaba pasando después de la muerte de Ángeles, la enfermedad de Paty y la enfermedad de Violeta y de Viviana.

En algunas ocasiones, mi hija Patricia tenía oportunidad de acompañarme al hospital para llevar a Vivi a sus terapias. En la consulta, después de las terapias, veíamos al Dr. Borbón, del cual sólo recuerdo su apellido; era un exelente médico investigador y mantuvo los medicamentos más adecuados para Viviana —mejores que los que el Dr. Miguel Herrera le había indicado a ella—. Gracias a esto, Vivi permaneció dos años en la modalidad de hospital parcial y cuatro sin ser hospitalizada.

El período de 2004 a 2008 fue muy importante para la familia, ya que después, ella tuvo que ser internada de nuevo con frecuencia. Viviana decía cosas absurdas en la consulta, como que ella había matado a Paco Stanley —un actor y humorista—. Esa noticia estaba de moda y Viviana se la había adjudicado. En ese entonces, Vivi traía una cadena con un pequeño micrófono colgado al cuello como adorno; para ella, era un instrumento muy valioso, puesto que, por allí, hablaba con las voces que escuchaba. Al igual que con Violeta, nos divertíamos con lo que decía.

La relación entre los enfermos en las terapias a las que asistía Viviana dos veces por semana era importante. Ellos tenían con quién platicar y convivir; nosotros, los familiares, también podíamos conversar con otros padres sobre nuestras experiencias con los hijos y recibir retroalimentación para saber qué hacer y cómo tratar a nuestros hijos que padecían estas enfermedades.

Viviana no dejó de escuchar voces ni de ver cosas que otros no veíamos. Vivimos muchos años con esta situación. Ella permaneció en casa cuatro años sin internarse después de que se la dieron de alta del hospital parcial en el psiquiátrico Fray Bernardino. Pudo convivir más con nosotros, su familia nuclear;

incluso a ella y a Violeta les abrí un pequeño negocio de bisutería cerca de la casa para que iniciaran algo nuevo, pensando que ahora, con la enfermedad de la esquizofrenia, todo sería más difícil para ellas, desde ser aceptadas hasta qué actividad realizarían para no depender de nosotros totalmente, ya que no somos eternos y algún día se quedarán solas.

Todo ese tiempo en casa nos sirvió para adaptarnos a una nueva forma de vida. No éramos una familia común, sino diferente en muchos sentidos. Paty acudía continuamente al hospital, pues requería hemodiálisis, lo que implicaba que cada tercer día estuviera yo con ella desde las dos de la tarde, cuando salíamos de casa, hasta las diez de la noche, cuando regresábamos con mi esposo. Él pasaba al Hospital La Raza por nosotras para volver a la casa. Además, Violeta estaba enferma, Viviana también, y Miguel, el último de mis hijos, terminaba la secundaria en medio de una serie de problemas por la carga emocional y cierta responsabilidad que tenía con sus hermanas, pues, cuando me iba al hospital con Paty, él debía quedarse con sus dos hermanas y ayudarles en lo que ellas necesitaran, además de mantener cerrada la casa para que ninguna de las dos se saliera y corriera el riesgo de no regresar.

Cuando las motivé para que atendieran un pequeño negocio, ambas salían a trabajar para vender todo lo que yo les compraba. Los vecinos ya las conocían, ya sabían que se habían enfermado. Muchas veces, me ayudaban diciéndoles a ellas que ya se fueran a su casa si las veían cometer algún error de juicio, ¿como cuál?, bailar en la calle, atravesar la calle sin fijarse si venían carros. Lo que Viviana hacía era levantarse la blusa. En varias ocasiones, le pregunté por qué lo hacía; ella contestaba que la estaban rasguñando, pero esa acción no era bien vista por el resto de las personas y pensaban que era por exibicionismo. Por este tipo de errores, yo les pedía a los vecinos que, si notaban algo raro en el comportamiento de ellas cuando andaban en la calle, les dijeran que se fueran a su casa, y eso hacían las personas que las conocían desde niñas, lo que indicaba que su preocupación por mis hijas era auténtica, aun cuando no entendieran el porqué actuaban de tal o cual manera.

Tardamos algunos meses para montar todo el negocio. Primero, su papá y yo teníamos que tomar la desición de que lo hicieran y analizar los riesgos que ellas correrían en la calle cuando estuvieran solas. Hicimos una prueba en casa durante un mes. El negocio estaba en la cochera. Compramos algunos aparatos para exhibir lo que venderían y, la mayoría de las veces, Paty, Viviana y Violeta se iban a dormir. Yo tenía que salir a atender a los clientes. Observé que así no ayudaba en nada y decidí que no era el lugar adecuado para que ellas realizaran esta actividad. Por fortuna, tenemos unas accesorias que adaptamos y allí instalamos el negocio que, con el tiempo, fue una buena estrategia para darles la oportunidad a mis hijas de salir y hacer algo nuevo.

Violeta era la que más cuidaba a Viviana. Ella retomó su vida de manera diferente a Viviana. Entonces, le tocó hacerse cargo de su hermana. Como comenté antes, el tipo de esquizofrenia de una y de otra es diferente. Con el medicamento, con el apoyo y con la motivación de parte de toda la familia, Violeta recuperó gran parte de su vida; digo gran parte, porque ayuda en los quehaceres de la casa, se va a vender con su hermana, cuida a Viviana, tráe mandados, además, no ha perdido mucho la parte cognitiva, sigue leyendo y participando en actividades familiares. Sí tiene errores de juicio, pero son los menos; sí tiene un caracter difícil, pero todavía es tolerable para nosotros; sí se enoja mucho con Viviana, pero es comprensible, ya que su hermana se recarga mucho en ella —y al decir se recarga, quiero decir que le sirve en todo lo que Viviana le solicita de ayuda—. Se requirió un proceso de años para que mi hija Violeta tuviera este estatus de salud.

Los papeles cambiaron. Antes, Viviana cuidaba y protegía a Violeta; ahora, Violeta se encarga de cuidar proteger y ayudar a su hermana Viviana.

Viviana y Violeta libran una lucha constante por estar bien. Nosotros apoyamos esa actitud y las felicitamos constantemente por todo lo que hacen para cometer la menor cantidad de errores. La familia no puede desvincularse de lo que pasa con los otros miembros de la misma. Nuestra relación familiar sí se volvió muy diferente a la de antes de que ellas enfermaran. Hubo que modificar rutinas y hacer cambios en algunos roles que manejábamos o compartir lo que siempre habíamos manejado como ayuda mutua.

Hasta hace tiempo, teníamos sentimientos de soledad, o más bien, yo tenía sentimientos de soledad. Debía realizar muchas actividades que absorbían mi vida. Todo lo tenía ocupado en los hijos; no había espacio para mí, solo debía estar al pendiente de lo que a Viviana y a Violeta les pasara. Tenía que estar al pendiente de las conductas que presentaban, aun cuando ellas estaban fuera. Yo les preguntaba a las personas con las que llegaban a platicar cómo las veían y si se comportaban adecuadamente. Tenía una actitud protectora —bueno, creo que la sigo teniendo—. Me da miedo que les hagan daño a mis hijas, que las agredan física o verbalmente, porque la reacción de las personas ante un enfermo mental es impredecible; lo he experimentado principalmente con Viviana. A ella le gusta acercarse mucho a las personas y tocarlas; según dice ella, para hacerles cosquillas o para mal acostumbrarlas, pero lo hace en cualquier momento que ella tiene oportunidad, cuando vamos a fiestas o a misa, o cuando estamos en cualquier parte donde hay muchas personas. Ni a mí ni a ninguno de los que estamos cerca de ella —me refiero a su familia— nos gusta que haga esto; nos enoja. Creo que no entendemos las necesidades que tiene ella o lo que piensa cuando lo hace. Solo nos preocupa que no moleste a los demás por temor a que la agredan.

Cuando tengo que llevarla al hospital para internarla porque se ha descontrolado, todavía me duele mucho y llego al llanto, un llanto que no puedo controlar. Me da miedo que se quede; me siento culpable de no haberla cuidado lo suficiente, pensando que por esa razón tiene que llegar al hospital. Me hace daño este sentimiento de culpa que me permito crear.

Con el tiempo, he aprendido algunos de los rituales que Vivi realiza y las manías que tiene, para qué los hace, lo cual me ayuda a no reprimirla en todo. Sin embargo, al ser una madre sobreprotectora con ella, termino negándome a mí misma cuando ella ya está cursando por una crisis que los demás perciben y no yo, y quiero tenerla en casa siempre para que no sufra.

Viviana fue internada en el Hospital Psiquiátrico Fray Bernardino por parte del ISSSTE y también por Salubridad muchas veces. Después, la canalizaron al Hospital Psiquiátrico José Sáyago, un hospital campestre. Allí se podía quedar internada durante tiempo indefinido, a diferencia del Hospital Fray Bernardino Álvarez, donde el tiempo máximo de internamiento sólo era de tres meses. Sin embargo, hicieron una excepción con Viviana por el manejo de los medicamentos, pues ella tendía a impregnarse mucho con varios de los fármacos, es decir, que le provocaron efectos secundarios muy fuertes, como temblor, babeo, atragantamiento y salivación; incluso en una ocasión, entró en estado catatónico. Permaneció así un mes. Había que alimentarla por sonda y bañarla allí mismo en la cama. Ella no se movía para nada, pues tenía un "aplanamiento sentimental"; nada le provocaba la más mínima reacción.

No es fácil manejar médicamente a Viviana. Al no encontrar el medicamento adecuado, tienen que hacer varias combinaciones, pero solo hay poca mejoría. En una ocasión, la dieron de alta en condicines muy malas. Ella estaba impregnada por el medicamento y en casa solo estaba acostada. Para bañarla, tuve que cargarla. No podía tragar la comida y, para darle los medicamentos, tenía que molerlos y dárselos poco a poco; el temblor no nos ayudaba para nada.

Viviana salió del estado catatónico después de siete terapias electroconvulsivas. Ella seguía siendo agresiva; se enojaba con nosotros, nos daba de cachetadas o nos jalaba los cabellos. El regreso al hospital fue inminente, No había otra posibilidad. Cada vez más, el medicamento estaba provocando efectos secundarios muy fuertes sin tener ningún efecto positivo.

93

Cuando Viviana estuvo ° fuera del hospital en diferentes momentos, atentaba constantemente contra su vida y la de los demás. Su agresividad aumentó y el estrés en mi familia era cada día más grande porque teníamos que estar atentos a todos sus movimientos. A ella le gustaba agarrar un cuchillo y ponérselo en la garganta o en el estómago y presionarlo. Entonces, yo tenía que actuar muy cautelosamente y pedirle con voz muy baja que me lo diera, que tuviera cuidado y, aunque de momento se enojaba, sí me lo devolvía. En ocasiones, gritaba y se enojaba con nosotros o con nuestros amigos cuando nos visitaban. Llegó a golpear en la cara a varios de ellos, a jalarles los cabellos o empujarlos. Ella rompía cosas, muebles, ropa, televisiones, radios, muchos artículos de la casa, como platos y vasos; azotaba puertas cuando se enojaba con alguien.

Los años pasaron entre internamientos, cambios de medicinas y hospital parcial hasta que la remitieron al Hospital Psiquiátrico José Sáyago, al que llegamos porque los internamientos eran cada vez más largos. La dieron de alta en el Fray Bernardino Ávarez y la canalizaron a ese hospital. Allí golpeba y les daba de patadas a los médicos o enfermeras que se le acercaban, así que todos evitaban acercarse demasiado; solo lo hacían cuando era estrictamente necesario y la mantenían sentada y amarrada gran parte del día en la silla de ruedas. Sufría, se enojaba, estaba triste, hacía berrinches e intentaba suicidarse, como sucedió varias veces en que se aventó desde el barandal del primer piso hacia la calle, o desde el barandal dentro de la casa, también del primer piso. Las consecuencias fueron fracturas de una de sus piernas, golpes, heridas, sangrado y dolor físico, que tal parecía no le afectaban a ella. En diferentes ocasiones, se tomó un gran puño de pastillas de carbamacepina y no había forma de mantenerla de pie por lo drogada que estaba. Yo escondía los medicamentos en lugares distintos, pero ella siempre los encontraba. El resultado por tomar en varias ocasiones tanta carbamacepina fue que se volvió alérgica a este medicamento que, en su momento, fue muy bueno para evitar que ella convulsionara.

En una ocasión, su papá fue a Cuernavaca a impartir un curso y me habló para que llevara a nuestros hijos al hotel donde él se hospedaba y que disfrutaran del campo y las albercas. Ese día en la mañana, Vivi se había tomado un puño de carbamacepina y se encontraba muy drogada. Lo sometí a votación entre los que estábamos en la casa —Violeta, que, aunque también padecía la enfermedad, ahora estaba mejor que Vivi y nos ayudaba, Paty y Miguel, mi hijo más pequeño, que tendría en esos tiempos 12 o 13 años— y acordamos que sí íbamos. Nos llevábamos a Vivi sin importar su condición. Lo difícil fue subirla a la camioneta; salimos ya tarde sin conocer realmente el camino. Entre Paty y Miguelito me ayudaron y llegamos bien al hotel donde nos esperaba su papá. Viviana seguía dormida. En la noche comenzaron las dificultades. Por fortuna, estábamos todos, pues darle de cenar o simplemente para que bebiera agua era muy difícil y preocupante. Ella continuó mal hasta el día siguiente. Paty y Miguel eran un gran apoyo para cuidar a sus hermanas y, en esos días, aun en las condiciones de Vivi, ellos estaban allí, entre juegos y diversiones, brindando ayuda y cuidados para su hermana.

Confieso que traté muy mal a mi hija. Fui muy agresiva con ella, pues quería que reaccionara, pero solo pensaba en jalarla y pegarle. Le daba de nalgadas; deseaba empujarla allí mismo donde ella estaba acostada. No sé si le dolía lo que yo le hacía. Yo estaba furiosa con ella y conmigo misma porque no había escondido bien la medicina. La impotencia que sentía para ayudarla me hacía enojar más contra ella.

Trataron nuevamente a Viviana con terapias electroconvulsivas, catorce sesiones más. Su tratamiento ya era muy agresivo. Además, recibía una gran cantidad de medicamentos que no podían controlar su situación. Al ver la condición tan particular que atravesaba mi hija, investigué con diferentes psiquiatras acerca de la solución que se le podía dar a mi hija, quien sufría cada vez más. El Dr. Severino Juárez, en un tiempo subdirector médico del Hospital José Sáyago, y yo teníamos pláticas sobre Viviana. Le explicaba que yo no quería que Vivi se quedara internada de por vida en ese hospital. Yo creía que era importante que ella estuviera en su casa más tiempo. Aunque sabía que la enfermedad era progresiva, yo pensaba que todavía se podía hacer algo para que ella regresara a la familia. Consultaba constantemente con él todo esto porque así lo sentía; me daba miedo que Vivi perdiera todo lo que la vinculaba con su familia, principalmente sus recuerdos y, aunque sí había perdido mucho la parte cognitiva, yo la veía mejor que el resto de las enfermas que estaban internadas allí.

Nosotros visitábamos a Vivi dos veces a la semana para fortalecer los lazos familiares y hablarle de toda la familia con la intención de que recordara los nombres de sus primos y tíos, que no se le olvidara quién era ella, que se arreglara, que no imitara las acciones de algunas las mujeres enfermas que se encontraban allí, como comer con las manos, batirse, andar desnuda y muchas otras cosas que yo observaba y que no quería que Viviana adoptara, así que estaba yo constantemente reeducando a mi hija.

Yo había hablado con diferentes médicos psiquiatras para saber cómo lograr que Viviana no fuera agresiva. Años atrás, el Dr. Magín Bustos, del Hospital Regional 1º de Octubre del ISSSTE, quien fue su médico tratante durante varios años, me platicaba que había una cirugía del cerebro que le realizaban solo a los asesinos más agresivos para eliminar dicha agresividad. Yo le pregunté varias veces que si era posible que operaran a Viviana para que ella estuviera más tiempo en la casa con nosotros, su familia, y me contestaba que no. Transcurrieron diez años y no me di por vencida. Seguía pensando en que algún día Viviana podría ser candidata a este tipo de operación, pero no sabía dónde se realizaba ni quién ni cómo lograr que tomaran en cuenta a Viviana.

El interés por la salud mental de nuestra hija, la disposición que teníamos por ayudarla y las preguntas constantes que yo le hacía respecto a las operaciones que se realizaban en algunas personas para quitar la agresividad despertaron el interés del Dr. Severino Juárez.

97

Él nos puso en contacto con el Dr. Óscar Meneses Luna, del Hospital 20 de Noviembre del ISSSTE, para averiguar si Viviana era candidata a círugia del cerebro para suprimir la agresividad. Después de muchos exámenes y meses de consulta y tras verificar la agresión que ella manifestaba, fue aceptada en neurocirugía. La trataron y la prepararon para que entrara al quirófano en las mejores condiciones físicas y, en lo posible, mentales. Varios especialistas se involucraron en un protocolo para decidir si Viviana era candidata.

Vivi fue operada en julio de 2010. Le practicaron una cirugía del sistema límbico. En términos médicos, se llama cingulotomía bilateral. Este tipo de psicocirugía empezó a practicarse en 1952 como alternativa a la lobotomía, pero aquí, en México, no sé cuándo iniciaron. Seguramente el doctor en Psiquiatría Magín se refería a este tipo de intervenciones quirúrgicas y nunca quiso informarme más.

Vivianita salió bien de la operación y fue trasladada al cuarto donde se quedaría un día para verificar que no hubiera ninguna complicación. Ella debía mantenerse lo más quieta posible, incluso tuvieron que sujetararla a la cama para que realmente permaneciera quieta, pero el dolor por los cortes que habían realizado en su cerebro dificultaba que se mantuviera quieta. Los médicos residentes y especialistas, tanto de psiquiatría como de neurocirugía, estuvieron al pendiente de cómo evolucionaba en las 24 horas siguientes.

Para mí, fueron horas muy largas de angustia, sufrimiento y preocupación por lo alterada que estaba mi hija. No pude dormir en toda la noche y parecía que Viviana tampoco había dormido. Por fortuna o por las circunstancias de Viviana, nos dejaron en una sala a nosotras dos. Por lo mismo, yo no podía retirarme para nada de allí. Esto es importante porque he observado que, en varios hospitales generales donde se ha tenido que internar Viviana, no hay salas específicas para este tipo de pacientes, o más bien, para enfermos mentales, y ni siquiera quieren tenerlos allí por su condición mental.

Gracias a la adecuada evolución de la cirugía, dieron de alta a Viviana. Los trámites me llevaron un par de horas. Las indicaciones del neurocirujano y del Dr. Óscar Meneses, su psiquiatara, fueron muy claras. Solicité una ambulancia para que la trasladaran de regreso al Hospital Psiquiátrico José Sáyago, ya que de allí la habían mandado y tenían que seguir vigilando muy cerca la evolución de la operación y el comportamiento de ella.

Nos llevaron en una ambulancia en muy malas condiciones, sobre todo para transportar a una persona recién operada y con heridas en la cabeza. Observé que era realmente una porquería, que los que la manejaban ni siquiera sabían dónde estaba el Hospital Psiquiátrico José Sáyago. Además, era época de lluvias y la carretera estaba en malas condiciones. Viviana iba muy alterada y con hambre, con ganas de ir al baño y con las heridas expuestas porque se quitó las gasas que las cubrían, una en cada lado, en la parte alta de la cabeza.

Como si todo esto no hubiera sido suficiente, se descompuso la ambulancia. Tardaron dos horas en la arreglaran y nunca llegó otra para que nos llevaran al hospital. Yo estuve amenazando al chofer y a su compañero por si le pasaba algo a mi hija debido a las condiciones en que nos tenían. Además, atendía a Vivi y trataba de calmarla. La bajé como pude para que orinara. Al final, arrancó la mugre ambulancia y llegamos al hospital. Como eran más de las seis de la tarde, ya no querían recibir a Viviana, así que, entre solicitudes amables de desesperación y de corresponsabilidad con los médicos que la habían dado de alta en el ISSSTE, la recibieron y se quedó internada. Por fortuna, ella ya era conocida en este hospital, donde los enfermos mentales son tratados con respeto, paciencia y tolerancia. Allí fue recibida por el psiquiatra Daniel López, del turno vespertino.

Seis meses después de la operación, ella permaneció en el hospital sin presentar convulsiones, y la irritabilidad que la llevaba a ser agresiva disminuyó paulatinamente. La cirugía, el apoyo y los cuidados a cargo del Dr. Daniel López Vargas tuvo efectos positivos en la salud de Viviana. Hubo ajuste de medicamentos y de terapias y mi hija salió del hospital en condiciones realmente buenas para poder convivir con su familia sin poner en riesgo su vida y la de los demás que estamos cerca de ella. Estábamos realmente contentos y felices. Por fin nuestra hija regresó a casa y mejor de como se había ido. La mejoría de su cuadro de psicosis era increíble y hubo un beneficio adicional: ya no presentaba ninguna señal de epilepsia. Estábamos felices; éramos un equipo estupendo los médicos cirujanos, los psiquiátras y nosotros, su familia.

Dieron de alta a Viviana seis meses después de comprobar que la agresividad había cedido. Mi hija salió medicada con clozapina de 100 mg, tomando 2-2-2; topiramato 100 mg, 1-1-1; clonacepam 2 mg, 1- 1/2-2, y citalopram de 20 mg, 1-1/2-0. Esta combinación de medicamentos la mantuvo controlada solo durante varios meses.

Con Viviana ha sido necesario probar diferentes tipos de medicamentos de los que probaron con Violeta, pues Viviana ha sido más difícil de controlar. La lista de medicamentos era muy grande y, por desgracia, varios de ellos le provocaron alergia. Se le tuvieron que suspender por el daño que le provocaron en la piel. Algunos de los que ha tomado son: carbamacepina, valproato de magnesio, fluoxetina, sertralina, fluvoxamina, escitalopram, seroquel, olanzapina, haloperidol, clonacepam, diacepam, lamotrigina, levomeprazina, perfenacina, memantina, clozapina, litio, topiramato, citalopran, Risperdal®, Abilifay® paliperidona en comprimidos, Risperdal® de depósito y otros más que por el momento no recuerdo. Los médicos hicieron diferentes combinaciones con todos estos medicamentos, principalmente con los que se utilizan más para la psicosis.

Los internamientos continuaron, pues no solamente no hay cura, sino que la esquizofrenia es progresiva, y las personas que la padecen se van deteriorando con el paso del tiempo. Cada internamiento en Vivi tenía su muy particular situación. No solo era visitarla dos veces por semana para saber como estaba, sino que regularmente surgieron situaciones de riesgo de vida, porque se complicaba su salud física y, como consecuencia, su salud mental.

Muchos de los medicamentos que Viviana ha tomado se metabolizan por el hígado. Hay riesgo de muerte en algunos pacientes, e incluso la muerte, por el daño que sufre el hígado. Debido al problema del hígado y de los riñones, la vida de mi hija ha estado expuesta en dos ocasiones, en las que tuvieron que trasladarla al Hospital General —más cercano al hospital donde ella se encontraba internada, el Hospital Fray Bernardino Álvarez—. La primera vez, me llamaron a las dos de la mañana para informarme que Viviana había sido internada de urgencia en el Hospital General que se encuentra en Tlalpan, en la zona de hospitales, que era necesario e importante que yo estuviera allí por lo grave que estaba mi hija. Me explicaron que la clozapina que ella tomaba que se metabolizaba por el hígado y, en ocasiones, este órgano se comprometía y los pacientes podían morir. Con este medicamento, era importante tomar muestras de los glóbulos blancos por lo menos cada dos meses para evitar complicaciones. Viviana estuvo internada una semana en ese hospital; fue excelentemente atendida.

La relación y los acuerdos establecidos entre los hospitales nos beneficiaron, porque no pagamos ni un quinto por todos los servicios. Viviana regresó de nuevo al Fray Bernardino para terminar su tratamiento ya en mejores condiciones.

La segunda, fue cuando la trasladaron al Hospital General que se encuentra a un costado del Hospital Siglo XXI. Ella estaba internada también en el Fray Bernardino. Recibí la llamada de la trabajadora social avisándome que Viviana estaba grave; su riñón y el hígado estaban en muy malas condiciones y ella no dejaba de convulsionar. No se podían retirar ni la ambulancia ni los médicos que la habían trasladado, pues debía estar presente un familiar en urgencias para proporcionar información. Mi hijo Miguel nos llevó a mí y a su papá, pero solo yo puedo entrar y quedarme en urgencias.

Sobra decir lo difícil que es estar en esa área de los hospitales. Lo que podemos hacer hasta que llegue la hora de los informes sólo es aguardar sin comer y con frío. ¿Qué estaba mal ahora, qué llevó a los médicos a trasladarla? Yo ya tenía cierta información, muy escueta, pero era algo. Cuando llegué, ya me esperaban para poder retirarse y solo me mencionaron que ella empezó a convulsionar cuando le retiraron los medicamentos para la psicosis con el objeto de iniciar un nuevo tratamiento. Las convulsiones eran repetitivas y Viviana ya tenía varias horas así. Mi esposo y mi hijo se fueron y me quedé una vez más sola y triste, adivinando qué podría pasar con mi hija y con cada uno de nosotros si ella moría. Mi mente trabajaba muy aprisa y los pensamientos negativos se abultaban allí, imaginando una y otra cosa.

Hasta las doce de la noche, permanecí sin dormir, cansada, con frío, sin alimento en el estómago porque no quise salir para comprar nada. Además, no conocía el movimiento en ese hospital, que para mí, era nuevo. Temía que me hablaran en cualquier momento para darme informes de mi hija y seguí esperando. Cuando llamaron a los familiares de los pacientes que se quedaron en urgencias para pasar a verlos e informarnos del estado de salud, me dieron las noticias, y estas eran malas: síndrome neuroléptico maligno con el hígado disfuncional y el riñón en la misma situación, con creatinina de nueve. Cuando terminó de informarme esto la doctora a cargo, me puse a llorar y le pedí una explicación más amplia. Casi gritando, le dije ya se me había muerto una hija por enfermedad en el riñón y le pregunté: ¿qué puedo esperar ahora con estas noticias que usted me está dando? No podía calmarme, me acerqué a mi hija y la vi todavía convulsionando. Ella estaba inconsciente. Me dejaron permanecer poco tiempo cerca de mi hija y, antes de salir, la doctora me indicó que era imprescindible realizarle una serie de estudios para saber exactamente lo que estaba pasando con mi hija. Así que, me solicitaron estudios de laboratorio, tomografía y electroencefalograma.

Salí de la sala realmente preocupada por la salud de Viviana. La doctora me había dicho que tenía síndrome neuroléptico maligno —una complicación grave del tratamiento con psicofármacos—; con todos los estudios, se confirmaría o se descartaría. Como pude, me comuniqué con mi hermana Rosalía para que me prestara dinero y yo pudiera realizar los trámites que me había pedido la doctora en turno. Le hablé a ella porque era la que vivía más cerca del hospital. Después le hable a Miguel Ángel, mi esposo, para informarle lo complicado de la enfermedad de Viviana y que me llevara dinero para pagarle a mi hermana Rosalía.

Cuando colgué, como a la una de la mañana, salí del hospital y me dirigí a un puesto cercano para tomar algo de alimentos. Ya había pasado muchas horas en ayunas y me sentía cansada y débil como para aguantar toda la noche en espera de alguna información sobre la salud de mi Viviana. Observé que había muchos grupos de familias en la banqueta organizados en cículos, platicando sobre su paciente que estaba en urgencias. No importaba el hambre, el frío o el sueño… estaban allí con paciencia y con la esperanza de que en los siguientes informes médicos su familiar estuviera mejor de salud. Yo me encontraba sola; no quise que mis familiares se quedaran afuera, pues, desde mi punto de vista, no tenía sentido. En la sala de urgencias, ya estábamos todos y cada uno de los familiares, también solos, cansados y dormitando.

Mientras aguantaba el frío helado que se siente en estos lugares, sentada en el suelo, encima de un suéter que me ponía para soportar lo duro y frío del suelo —ya que había pocas bancas y todas estaban ocupadas—, empecé a platicar con otros que, como yo, esperaban. Les preguntaba cómo estaba su familiar, qué enfermedad tenía y qué esperanzas había de que la salud del familiar mejorara. Escuché que le hablaron a un señor para avisarle que su familiar había fallecido; él se lo esperaba. Los que estábamos a su lado sacamos un billete cada uno y se lo dimos. Sabíamos que los gastos eran muchos en situaciones como esta. El señor se dirigió a las oficinas para realizar los trámites necesarios para que le entregaran a su familiar. Yo me quedé pensando qué pasaría con Viviana. Tal vez me hablarían así como a él, pero para informarme que mi hija ya estaba mejor. Solo pensaba en eso mientras dormitaba y las horas pasaban lentamente después de haber ido a la caja y pagado los estudios que le habían indicado.

106

Al día siguiente, me informaron que la trasladarían al área de neurología. Es una sala con seis camas para seis pacientes; todas están ocupadas. La mayoría eran personas ya ancianas y solo dos jóvenes, más o menos de la misma edad; una era Viviana y la otra, una señora que también convulsionaba. Una de las mujeres que estaba allí era mamá de una señora que esperaba la noche anterior conmigo en el área de urgencias y que, por coincidencia, vivía también de Ojo de Agua. La señora estaba grave. Otra anciana, también grave, ocupaba la cama frente a la de Vivi y Viviana, grave; qué sala tan especial, ¿no?

Lo que obsdervo es que no cuentan con un área para enfermos mentales y, como Viviana estaba sumamente descontrolada, tuvieron que sujetarla a la cama. No había tomado medicamentos para la psicosis, sino solo para controlar las convulsiones y todo tipo de infecciones del riñón y del hígado. Es difícil controlar a un paciente con esquizofrenia en una sala tan complicada. Con tan sólo unas horas que Viviana había estado allí, ya les había inspirado miedo a las enfermeras, e incluso a los familiares de los pacientes que compartían la sala.

Vivi gritaba groserías, intentaba zafarse de los amarres que le sujetaban las manos a la altura de las muñecas y de los pies arriba de los tobillos; pataleaba y las enfermeras me dejaban toda la responsabilidad de atención a Vivi. Ella ni siquiera podía pararse al baño. Varias de mis hermanas — Lupe, Socorro, Alma y Alejandra— fueron para ayudarme con mi hija. Se quedaban en ocasiones en la noche para que yo descansara o en la tarde para que yo saliera a comer. Por el estado de Vivi, no podíamos dejarla sola. Había que cambiarle los pañales, darle de comer, bañarla, atenderla, todo eso allí, en su pequeño espacio y con las cortinas totalmente cerradas para que no causara daño a las demás pacientes.

La señora que estaba enfrente de Viviana falleció en la mañana y, al darse cuenta de esto mi hija, se alteró mucho, se dedicó a gritar groserías y me jalaba constantemente el cabello cada vez que me acercaba a ella para calmarla. Los días y las noches no tenían diferencia para ella porque casi no dormía. Dos días después, murió la paciente que tenía al lado derecho. Al haber tanto movimiento en la sala, ella se alteraba más, pues percibía que las cosas no estaban bien.

Al día siguiente, le realizaron a Viviana una resonancia magnética para valorarla, poder darla de alta y regresarla nuevamente al hospital psiquiátrico. Después del estudio, la valoró el neurólogo y le indicó medicamentos para la psicosis e inició un nuevo tratamiento. La dieron de alta después de una semana. Ella estaba muy contenta por salir de ese lugar y se comportó adecuadamente cuando le comenté que ya nos íbamos. Con los documentos en mano, me la llevé en un taxi directamente al psiquiátrico con el diagnóstico: síndrome neuroléptico maligno ya confirmado.

Este síndrome se presenta en algunos de los paciente que toman ciertos medicamentos neurolépticos, como la clozapina y, cuando en el Fray Bernardino Álvarez tomaron la decisión de retirarla para darle otro medicamento a Viviana y esperar a que funcionara bien, el hígado y el riñón hicieron crisis y las convulsiones se volvieron repetitivas y sin control.

Creo que es importante que en todos los hospitales cuenten por lo menos con un cuarto especial para el enfermo mental. Son personas que tienen la misma dignidad que cualquier otro enfermo, entonces, ¿por qué hacerlos menos al no tomarlos en cuenta? Tal vez los internamientos de enfermos mentales no son tan constantes en un hospital general. Sin embargo, cuando reciben a un enfermo que padece una enfermedad contagiosa, lo aislan y lo mantienen allí el tiempo necesario hasta que se recupera. Lo mismo podría hacerse con un enfermo mental.

Regresamos al hospital psiquiátrico para que Vivi continuara y terminara su tratamiento. Así, entre salidas y entradas al hospital, un nuevo medicamento salió al mercado: inyecciones de depósito paliperidona (Inveda Sustenna®). El Dr. Óscar Meneses Luna, del Hospital 20 de Noviembre del ISSSTE, me comentó sobre este nuevo fármaco y se lo recetó a Viviana. Él estaba enterado de los diferentes internamientos de Viviana debidos al difícil control que implica su enfermedad, incluso habían probado con la combinación de dos antipsicóticos, pero ella no había mejorado. Por esta razón, le interesaba indicárselo a Vivi. Este medicamento le ayudaría a mejorar y a que no la internaran durante seis meses.

109

En esa época, ella asistía a la Casa de Medio Camino que se encontraba realmente muy cerca de donde vivíamos. Durante seis meses, ella y Violeta asistieron allí a tomar terapia ocupacional. Esa casa dependía del Hospital Psiquiátrico José Sáyago, y las dos estaban inscritas. De esa casa, recuerdo a la maestra que se encargaba de las pocas mujeres enfermas que allí vivían; a Flor, que tendría unos 30 años y trabajaba en la limpieza de una de las casas de al lado, y a Jacinta, una mujer que no sabía su edad. No sé si se le pusieron ese nombre en el hospital para identificarla; quizá tendría 35 años.

Además, estaba Isabel, una mujer de 50 años que también padecía esquizofrenia. Ellas convivían con mis dos hijas.

Las mujeres salían a vender los artículos que elaboraban —tales como jabones aromáticos, flores de papel crepé, servilletas bordadas, carpetas tejidas y bisutería sencilla— en un mercado de la misma localidad. Tiempo después, colocaron en esos productos la información de quiénes los elaboraban, el nombre de la casa, el nombre del hospital psiquiátrico y el costo. Con esta información, las personas les compraban más. Esto me pareció interesante, pues ya no recibían limosna, sino el pago por el producto de su propio trabajo.

Mis hijas regularmente no salían con ellas a vender. Vivi y Violeta vendían lo que hacían en la Casa de Medio Camino a los familiares cuando los visitábamos. Violeta fue la que aprendió a realizar las manualidades con mayor facilidad. ¡Ah!, también les enseñaron a tejer bufandas. En realidad, era muy poco lo que Viviana hacía. El espacio era más bien para que socializara y tuviera amistades, pero esto le generaba problemas a su hermana Violeta, ya que se hacía responsable de ella casi todo el tiempo. Además, se la pasaba cuidando que Vivi no se comiera los dulces o alimentos y se tomara los refrescos de las demás enfermas. Yo las llevaba y las recogía. Esas tres horas me permitían realizar las actividades propias de la casa sin preocuparme por lo que estaban haciendo o dónde se encontraban. Por desgracia, fue muy breve esta gran oportunidad que tuvieron las dos —más bien, toda la familia nuclear—. Eran pequeños descansos cada día, sabiendo que las dos se encontraban en un lugar seguro y que estaban cuidadas por un adulto responsable.

En una ocasión, cuando fui por ellas a la Casa de Medio Camino, no encontraban a Viviana adentro: se había salido. Con desesperación, salimos a las calles para buscarla. Como ya nos había sucedido antes —cuando se salió de la casa de mi mamá—, buscamos una patrulla, proporcionamos sus datos y describimos cómo estaba vestida. Vivi había tomado un camión que la llevó al pueblo de Tonanitla, cerca de Ojo de Agua; el chofer observó que Vivi estaba enferma y la llevó al DIF de esa comunidad —de verdad que Dios siempre ha estado con nosotros en los momentos más difíciles—. Varias horas después de que se nos perdió Viviana, me hablaron de la central de policías para informarme que ella ya estaba en un lugar seguro, que me dirigiera al DIF de Tonanitla.

Cuando llegué a la institución, antes de dejarme ver a mi hija, me solicitaron identificaciones y me pasaron con los directivos, quienes me preguntaron respecto a la atención de Vivi y sobre la relación en familia. Revisaron a mi hija para verificar que no era maltratada físicamente. Al corroborar que mi hija era atendida y que la amábamos, me la entregaron. Solo puedo decir que perder dos veces a Viviana durante horas me ha causado un dolor muy intenso. Dejar de ver a mi hija sin saber dónde encontrarla y pensar que ella no tuviera dónde dormir ni comer, para mí era el riesgo más grande que podría sufrir Viviana y nosotros, su familia.

Esta triste experiencia nos llevó a internar a Viviana. Ella estaba mal y no teníamos posibilidades de tenerla en casa con nosotros, su familia.

Tiempo después, cerraron la Casa de Medio Camino y trasladaron a las enfermas al Hospital Psiquiátrico José Sáyago.

El medicamento que le inyectaban a Vivi se liberaba poco a poco durante el mes, pero ya en la última semana, ella presentaba nuevamente síntomas de su enfermedad. Una de las características que observábamos en ella es que volvía a escuchar voces y a querer salirse de la casa cuando no le dabamos más de comer. Se salía corriendo, le gritaba a la policia y al *karate kid* —bueno, así decía ella— y vociferaba que la salvaran porque no queríamos darle de comer —lo hace hasta la fecha—.

Viviana, a pesar de estar somnolienta y bajo los efectos del clonacepam que tomaba tanto en la noche como en el día para aliviar la ansiedad, cuando quería, corría bastante rápido y yo salía tras ella para alcanzarla —la verdad, esta situación me daba risa; ya con 55 años encima, yo no era nada ágil—. Por lo regular, la alcanzaba a media calle y la tomaba del brazo. Entre broma y broma, la hacía regresar a la casa, pero ya no la soltaba. Esto nos fue obligando a cerrar las rejas con cadena y candado, pero en ocasiones se nos olvidaba. Estábamos acostumbrados a no cerrar nunca la casa con llave, ninguna puerta. Día y noche, tan sólo se quedaba con los cerrojos. Estos riesgos eran constantes. Había noches en que ella dormía muy poco y tendía a salirse de la casa, pero cuando uno tiene enfermos, el sueño es muy ligero, aun cuando haya mucho cansancio físico y moral. Yo escuchaba el más mínimo ruido que ella hacía.

Una vez, olvidé cerrar una de las rejas; ese día en particular, ella se estuvo parando toda la noche pidiendo de comer, preguntando cuándo la llevaba al hospital, si tenía análisis, si ya la bañaba… Esa era una obsesión que la perseguía —el baño, para ella, era sumamnente importante—. Al no distinguir los horarios, incluso se le olvidó leer el reloj. Viviana se paraba constantemente para que la bañara. Bueno, esa noche, logré que se acostara y se durmiera hasta las cinco de la mañana. Yo vi que se durmió tan rápido, que decidí acostarme también un rato. Me perdí en el sueño.

Viviana se salió a la calle. Cuando me levanté, eran como las siete de la mañana. Lo que me había despertado fue el timbre de casa que tocaron con insistencia. Al asomarme, reconocí a una vecina que traía a Vivi de la mano. Realmente me desconcertó mucho, pues, según yo, Viviana estaba bien dormida. La señora nos contó que Vivi llegó a la iglesia, saludó al padre Jesús Aguilar, a quien nosotros conocemos, y le pidió un pan, así que la vecina la tomó de la mano y, rumbo a la casa, le compró un pan y un tamal. Mi hija se dejó guiar muy tranquilamente. Tras este evento, jamás he olvidado otra vez cerrar las rejas con candado. Ella corre peligro de perderse, y ese sentimiento de culpa es algo que cargo siempre, aunque no sólo es culpa, sino también un gran temor de que Viviana se nos pierda algún día y nunca más la encontremos. Pese a que ya se ha perdido, la hemos encontrado poco después gracias a Dios y a que hemos actuado rápido.

En otra ocasión, estábamos de visita con mi mamá. Vivi abrió la reja y se fue caminando hasta la calle. Yo estaba en el baño. Cuando me percaté de que ella no estaba, grité y grité, hasta que salieron todos mis hermanos a buscarla. Una de mis hermanas y yo nos dirigimos a dar aviso a la caseta de policía que está cerca de la casa de mi mamá. Llevamos la fotografía de Vivi, dimos informes de cómo estaba vestida y avisamos que era enferma mental. El patrullero lo notificó a través de su radio a dos colonias cercanas, y con él en la patrulla, fuimos a buscarla. Recorrimos varias calles y mis hermanos también. La fuimos a encontrar como a ocho calles de la casa de mi mamá, cerca de la iglesia. Ella se metió entre los puestos de un tianguis; cuando nos vio, se burló de nosotros y nos dijo que ya había comido, que le habían regalado fruta y tacos. Se regresó con nosotros tranquilamente. Acabamos cansados, con la angustia en la cara y una gran responsabilidad entre las manos.

Todo esto ocurrió cuando ya no hubo medicamento para inyectar a Viviana. Los cambios en su comportamiento fueron muy notorios. Como siempre sucede en los hospitales del ISSSTE, debido a que se trata de un medicamento de compra, la dotación que solicitaron se terminó, y Viviana ya no contaba con la dosis para mantenese bien, lo que le provocó una crisis y ella tuvo que internarse de nuevo.

Ya no acudí al Fray Bernardino, pues consideraba que los dos últimos internamientos habían resultado realmente peligrosos, y la llevé al Hospital Psiquiátrico José Sáyago. Ella ingresó en junio de 2013.

Los médicos que atendieron a Viviana son personas a las que realmente aprecio y soy testigo de que siempre les interesó honestamente que mi hija Viviana recuperase su salud mental. Sin afán de olvidar a nadie o recordar solo a algunos, puedo mencionar a la Dra. Nayanih Lira Grajales y al Dr. Jorge Pérez, quienes la atendieron en la Villa 7 durante seis meses cada uno. Pusieron todo lo que estuvo a su alcance, sus conocimientos, sus investigaciones y medicamentos, para que Viviana estuviera en las mejores condiciones. Ella no salía de la crisis en la que se encontraba, así que permaneció un año internada. Buscaron la mejor solución, pero ya no había más.

Son tantos los fármacos que utilizaron, que los médicos ya no veían respuesta en Viviana. Varios medicamentos le provocaron alergias, otros la impregnaron y otros más *ni cosquillas le hicieron*

—hablando en broma—. Además, las terapias conductuales que le daban, la atención psicológica y la terapia ocupacional contribuyeron poco ante la falta de un fármaco adecuado para ella en especial.

Al principio del internamiento, cambiaron a Vivi a diferentes villas dentro del hospital. Su trato y la relación con sus compañeras eran muy difíciles. Ella realizaba diferentes rituales, no dormía ni dejaba dormir a sus compañeras porque gritaba, abría, cerraba y azotaba la puerta del cuarto que compartían. Ella requería que la bañaran y que la vistieran, incluso que le ayudaran a comer. Tuvieron que retirar del tocador —que era para las ocho pacientes en cada villa— todos los productos que tenían a la mano para su atención personal, como gel para peinarse, gel para desinfectar las manos, peines y barnices para las uñas, ya que Vivi se ponía todo en la cara. Ya estaba muy lastimada por todo lo que ella se untaba. Era necesario cuidarla constantemente. Cuando se les escapaba, se tallaba la cara con el zacate y el jabón con blanqueador que utilizaban para lavar los trastos, aunque le aplicaban crema especial para protegerla de todo lo que la dañaba. Sin embargo, no daban solución al problema mental.

Los meses transcurrían con nuestras visitas y las de muy pocos familiares, entre ellos, su hermano Miguel y mi nuera Ana Isabel. Violeta, su papá, mi hermana Socorro, mi mamá y yo tratábamos de que Vivi recordara a su familia, que no se perdiera como muchas enfermas que tenían visitas escasas o nulas. Ellas se nos acercaban para saludarnos, abrazarnos o preguntarnos si habíamos visto a su mamá, a su papá, a su tío o a equis familiar. Ellas necesitaban demostraciones de cariño, como el que le dábamos a Viviana. También nos pedían dinero para comprarse Coca-Cola, ya que a la mayoría le gustaba ese refresco. Nosotros llevábamos a Vivi a la tienda y muchas enfermas nos seguían para que les compráramos refresco, cigarros o dulces. Lo hacíamos con mucho gusto. Uno se sensibiliza ante tanto dolor que hay en los hospitales y se da lo que se puede para brindar un poco de alivio.

A veces, pedíamos permiso para llevarnos a Viviana de vacaciones. En una ocasión, viajamos a Acapulco con toda la familia. También iban los cónyuges e hijos de los que ya están casados. Nos hospedamos en el piso 8 de un hotel. El segundo día había sido muy largo —entre diversión, cuidar y atender nietos y jugar con ellos, cuidar y atender a Vivi—, por lo que terminamos todos muy cansados. No tuvimos la precaución de cerrar con llave la puerta de la habitación de Vivi y sucedió algo que podría haber terminado en un accidente por el cual nunca me habría perdonado.

Sonó el teléfono del cuarto a la una de la madrugada, lo que me pareció muy extraño. Mi hija Susana contestó y luego gritó tan fuerte, que desperté de inmediato. Hablaban del *Lobby* para verificar que conocíamos a Viviana, pues la tenían resguardada allí. Cuando escuché esto, me levanté apresuradamene, corrí descalza al elevador y bajé.

117

Allí estaba Viviana, sentada y comiendo algo. Me preguntaron que si era mi familiar, y con una sonrisa nerviosa conteste que sí. Antes de que yo articulara otra palabra, ellos me contaron que había mucha vigilancia en el hotel porque era muy grande, que vieron a mi hija caminando a la orilla del mar y, tan pronto como se dieron cuenta, corrieron a detenerla, porque uno de los vigilantes le gritaba y ella no contestaba nada.

Una vez que ella no corrió peligro, le preguntaron su nombre y quién era su mamá. Detectaron que ella estaba enferma, pues habla poco y solo repetía su nombre y el mío, y pidió algo de comer. Por fortuna, yo también me había registrado cuando llegamos al hotel. Buscaron y encontraron mi nombre en el sistema. Fue así como me localizaron y supieron en qué habitación nos hospedábamo. Lo que recuerdo que les comenté, cuando ellos estaban muy preocupados y Viviana se mantenía aferrada a mi mano, fue que ella portaba un brazalete en el que traía sus datos, la enfermedad que ella padecía y su nombre, que cómo no lo habían visto. Ellos se rieron, pues no se habían dado cuenta. Me retiré con mi hija, no sin antes darles las gracias por lo que habían hecho, ¡salvarle la vida a Viviana! De regreso a la habitación, ya venían su papá y mi hijo Miguel; me preguntaron que cómo se había salido Viviana, bajando el elevador, caminado —digamos, para medir distancias, tres calles largas— atravesando por diferentes albercas sin caerse. Todo estaba medio obscuro hasta llegar a la playa y, aparentemente,

Vivi no sintió miedo. ¿Qué pensaba, qué quería, qué sentía? Quizá ella estaba huyendo de sí misma, ¿no?

Salimos con frecuencia a pasear con Viviana y con Violeta. Nos duele mucho su situación de salud y queremos darles lo que esté a nuestro alcance ahora que podemos y tenemos fuerzas su papá y yo.

En otra ocasión, volvimos a salir de paseo a la playa. El hotel era diferente, realmente más complicado que el anterior, pero ya no cometimos el mismo error, pues cerramos todo muy bien para que Vivi no tuviera oportunidad de salirse de la habitación sin que nos diéramos cuenta. Sin embargo, una mañana salí con Viviana, Violeta y mi nieto Ángel a la playa. Había pocas personas, unas cinco, más nosotros. Yo no sé nadar, mis hijas tampoco y Angelito tenía 4 años. Mientras jugueteábamos en la orilla de la playa, Viviana caminó adentrándose cada vez más en el mar. Yo solo le gritaba que se regresara —como me da miedo el mar, no podía caminar más adentro—. Viviana no regresaba, sino que se alejaba más. Yo solo gritaba, pues el agua ya le daba a los hombros y me quedé paralizada. Únicamente gritaba para que alguien me ayudara a sacar a mi hija, pues yo pensaba que se ahogaría. Por fortuna, un señor, al ver mi desesperación, acudió al rescate y trató con tanta amabilidad a mi hija, que ella lo tomó de la mano y aceptó regresar con él mientras yo le gritaba a él que ella estaba enferma. *¡Por favor ayúdenla, no sabe nadar y yo tampoco sé nadar, por favor ayude a mi hija!*, solo gritaba yo mientras detenía con una mano a Violeta y con la otra a mi nieto. Ambos estaban tan asustados como yo. El señor sacó a Vivi del mar; le di miles de gracias por su valor, por su apoyo, por su atención y por su ayuda. Tomé a mi hija y nos regresamos a la habitación. Claro, la regañé, me enojé y le grité, pues yo estaba realmente desesperada y la angustia hizo presa de mí.

Estas situaciones difíciles, yo las veía como intentos de suicidio. Tal vez no eran eso. ¿Qué pensaba mi hija? No lo sé. Si es difícil imaginar lo que piensa otra persona por más que la conozcamos y observemos cómo actúa, creo que con mayor razón no sabremos qué pensamientos tiene un enfermo mental que en muchas ocasiones ha tenido intentos de suicidio, o quizá no llegue a eso, pero sí a hacerse daño con el afán de llamar la atención.

120 Después de pensar y comprender que si Vivi había estado bien cuando le inyectaron la paliperidona durante seis meses, ¿por qué no solicitar que se la indicaran de nuevo?

El problema era y sigue siendo que este medicamento no está incluido en el cuadro básico de ningún hospital del gobierno. Inicialmente, cuando se dio a conocer esta nueva sustancia en los hospitales psiquiátricos del Estado de México, lo introdujeron entre sus medicamentos para que los médicos lo utilizaran y conocieran sus beneficios, el Dr. José Luis Posos, que en esos tiempos era médico psiquiatra de mi hija Violeta en el Hospital 1° de

Octubre del ISSSTE, me informó en qué hospitales utilizaban la paliperidona. Con esta información, acudí con Viviana muy temprano a sacar ficha para que la atendieran esperando que le indicaran el medicamento que yo buscaba.

Uno de esos hospitales estaba ubicado en la salidad a Puebla y dependía del Sistema de Salud Pública. Antes de pasar a la consulta, me comentaron que no tenían el medicamento. Había otro hospital perteneciente al Estado de México, ubicado también por la salida a Puebla, pero en otra población, Ixtapaluca. También era de hospitalización para mujeres, pero daban consulta externa a hombres, mujeres y niños. Salimos a las cinco de la mañana dos días seguidos para alcanzar ficha. Allí pasó mi hija a consulta para que le abrieran el expediente. Mientras la psiquiatra elaboraba la historia clínica, me comentó que habían tenido en existencia la paliperidona durante varios meses, pero que, apenas quince días antes de la consulta de Vivi, la habían retirado del hospital porque los médicos psiquiatras no querían utilizarla. Me fui triste. ¿Dónde podría yo conseguir dicho medicamento? Tres años antes, la paliperidona costaba alrededor de siete mil pesos.

Llevé nuevamente a Viviana al Hospital Psiquiátrico José Sáyago, donde estaba internada. Solamente había pedido permiso unos días para que saliera y yo la pudiera llevar a otras consultas para conseguir la paliperidona.

121

Metimos cartas al Hospital 20 de Noviembre para solicitar el medicamento nuevamente e hicimos hincapié en que le había funcionado a Viviana y sabíamos que a otros enfermos también. Cuestionamos el porqué retirarlo sin prever las consecuencias. El Dr. Óscar Meneses y el Jefe de Psiquiatría, Dr. Francisco Javier Valencia, solicitaban constantemente la compra de este medicamento porque sabían que Viviana ya tenía varios meses internada desde que ya no lo surtían.

También le solicitamos por escrito que lo compraran a la directora del Hospital Psiquiatrico José Sáyago, Lic. Gabriela Sánchez Cano, quien es una persona muy humana y realmente se interesa por el bienestar y la salud de las pacientes internadas en el hospital a su cargo. Ella, a su vez, lo pidió al ISSSTE —ya que mi hija tenía derecho a los servicios médicos de esta institución—, destacando que Viviana ya llevaba meses internada en ese hospital y no había mejoría.

Cuando solicitamos entrevistarnos con ella, nos pidieron que pasáramos a ver al subdirector médico del hospital, el Dr. Óscar Segura Santos. Después de platicar con él sobre la situación de Viviana y reiterando nuestra solicitud y la posición que teníamos como padres de Viviana —ya que él contaba con una copia de la carta dirigida a la directora—, el Dr. Óscar nos comentó que él había hablado directamente con el Dr. Zambrano, director de la Clínica de Especialidades del ISSSTE en Tlatelolco, quien se había negado a la compra y había insistido en que dicho medicamento estaba fuera del cuadro básico porque era bastante caro.

No pude aceptar estas respuestas negativas. Me entrevisté varias veces con el subdirector médico del Hospital Psiquiátrico José Sáyago y con el Dr. Jorge Peréz, médico tratante de Viviana en esos meses, para darle solución a la solicitud hecha por nosotros, argumentando también que el costo del internamiento era mucho más elevado, tanto para el ISSSTE como para el Estado, que la compra de la paliperidona (Inveda Sustenna® inyección).

El Dr. Óscar Segura nos comentó que se reuniría con los médicos que habían atendido a Viviana y con la directora para analizar qué era lo que más convenía y, si era necesario, comprar el medicamento después de valorar todos los pros y los contras. He observado que en ese hospital siempre se respira amor, servicio, paciencia y vocación. Todo el personal que he conocido tiene eso: vocación al servicio de personas que tienen discapacidad mental, sin importar cuán mal estén.

Finalmente, a Vivi le compraron el medicamento en el Hospital 20 de Noviemre del ISSSTE. Todavía seguía internada Viviana y se le aplicó con permiso del médico tratante en la Villa 7, donde estaba internada, y también con el permiso del Dr. Óscar Segura, subdirector del Hospital Psiquiátrico José Sáyago.

123

Tres meses después de que le inyectaron la paliperidona de nuevo a Vivi, la dieron de alta del hospital. La reacción en su mejoría fue realmente rápida. Sin embargo, esto no significa que estuviera igual que cuando entró. A un año de distancia, ella perdió mucho, pero también pienso que hay que recuperar mucho, aun cuando la parte cognitiva esté dañada.

Lo más importante es que Viviana nunca ha olvidado quién es ella y quién es su familia. Ha olvidado escribir, ha olvidado nombres, ha olvidado momentos que estaban guardados en su mente, pero sabe quién es ella.

En el ISSSTE, solo le dieron el medicamento durante tres meses nuevamente, pero, para fortuna de Vivi y su familia, en el Hospital Psiquiátrico José Sáyago también lo compran y no se ha vuelto a interrumpir el tratamiento de Viviana durante un año. Ella está en casa de regreso, después de un año de internamiento y veinte kilos de más.

Ante todo lo que he vivido, me siento como un títere frente a la vida. Mi experiencia no es única. Conozco a muchas familias que han vivido la misma situación que yo, pero cada una de estas familias la vive, experimenta y tolera de manera distinta y responde y actúa diferente, según el momento en que haya llegado la enfermedad.

Han sido veinte años conviviendo con dos enfermas mentales, con dos hijas que han sufrido

—pero superado— muchas experiencias que las han llevado al dolor intenso de sí mismas... a preguntarse —con un llanto tan lastimero que le duele también al que está cerca— por qué ellas están así. Esta pregunta se la han formulado en varias ocasiones a partir de los veinte años.

Ha sido una lucha constante por conocer la enfermedad, conocer a mis hijas, aceptarlas con todas las limitaciones que ahora tienen y no olvidar que ellas habían nacido bien y tenido una vida aparentemente normal. Ha sido una lucha por conseguir los medicamentos, la atención debida, el respeto a sus personas y que sean aceptadas en la familia, en la comunidad local y en la sociedad en general, que no sean agredidas por los errores de juicio que ellas cometen o porque no entienden sus conductas... buscar escuelas o institutos para que sigan aprendiendo o por lo menos que ya no se deterioren más con la enfermedad y con los medicamentos, cuidar el resto del cuerpo físico que se lastima con tanta medicina —lo que ya he experimentado con los internamientos de emergencia de Viviana y con la obesidad, un efecto secundario que propician algunos de los medicamentos psiquiátricos—.

Aun cuando el costo es sumamente alto para muchos de los familiares de los enfermos, lo más caro es el costo emocional de toda la familia y, especialmente, de los que estamos alrededor y cerca de ellos.

Capítulo IV

Ahora y aquí

En este aquí y ahora, tuvimos la oportunidad de llevarnos a Jacinta a un paseo familiar por petición de Violeta. Jacinta es una compañera que tuvieron Vivivana y Violeta en la Casa de Medio Camino. Nos fuimos a Acapulco junto con ella, y siempre que nos ve cuando vamos al hospital, nos saluda con mucho cariño; eso me hace sentir contenta.

126

Violeta trabaja vendiendo dulces; posee un pequeño local, pero le gusta más ir al cliente que esperar a que el cliente vaya a su local. Ya tiene clientes establecidos. Visita los negocios de ellos, sus casas y algunos restaurantes donde le permiten pasar porque se ha ganado la confianza de muchas personas. Ella se hace cargo de comprar lo que necesita y algunos proveedores le llevan la mercancía a la casa. Busca precios y mercancía que sabe se puede vender mejor. Platica con mucha gente y se vuelve amiga de personas muy mayores. Ella es bondadosa y caritativa, aunque tiene muchos conflictos con su hermana Viviana. Es poco tolerante con todo lo que hace su hermana.

Violeta me ayuda mucho en la casa y también comparte conmigo algo de las ganancias que obtiene con su trabajo. Se compra ropa y, en fechas especiales, nos obsequia regalos a sus hermanos, a su papá y a mí. Ella y yo estuvimos mucho tiempo solas, porque su papá trabajaba muchas horas al día y Viviana permanecía internada. Nosotras pasábamos mucho tiempo juntas y toda mi atención se dirigía a ella. Su papá se jubiló y Viviana finalmente salió del hospital después de haber permanecido internada durante un año. Estábamos todos juntos nuevamente: papá, mamá, Viviana y Violeta.

Al principio, todo fue alegría, pero fue un año bastante difícil. El senor jubilado quería atención. Violeta, acostumbrada a toda mi atención, la pedía igualmente, y Viviana, que requiere reeducarse, necesita asimismo toda mi atención. También hay que volver a enseñarle las reglas de la casa para que se adapte nuevamente. La psiquiatra me dice que tardará de seis meses a un año en adaptarse a un nuevo espacio, a su casa.

127

De junio de 2014 —cuando salió Vivi— a la fecha, gracias al Hospital Psiquiátrico José Sáyago, durante un año completo no le faltó a Vivi el medicamento; gracias al Hospital 20 de Noviembre, en especial al Dr. Óscar Meneses Luna y al jefe de psiquiatría, Dr. Francisco Javier Valencia Granados, y a su equipo de médicos, ella ha contado con la paliperidona suspensión de 150 mg, inyección de liberación prolongada (Inveda Sustenna®), de los Laboratorios

Janssen, durante tres años sin que le falte en ningún momento.

La lucha no ha sido fácil: gritos, enojos, cansancio… mucho cansancio. Le han modificado en varias ocasiones los medicamentos a Vivi; le han quitado algunos y puesto otros diferentes, aumentado y disminuido dosis, porque ella no duerme bien y, por supuesto, yo tampoco. Ya me siento muy cansada y muy preocupada también. Hay días en los que ya no sé cómo actuar; bueno, si sé cómo hacerlo, lo que pasa es que quisiera hacer algo diferente, ignorarla como si no existiera. Ella es sumamente demandante, me asfixia tanta necesidad que tiene de mí.

Varias veces, mi hija Susana me dice que es el momento de internar a Vivi, que si no me doy cuenta de cómo se está comportando. Estoy segura de que Susy lo dice con la intención de que yo descanse de todo el estrés que Vivi me provoca. Hay días en que yo misma he dudado si Viviana está tan mal como para llevarla nuevamente al hospital. Me duele mucho el tener que internarla de nuevo, y me he abstenido de hacerlo al sentirme culpale de que seguramente yo no la he cuidado bien y no le he transmitido realmente el amor que le tengo y que, por esa razón, ella se está poniendo mal. Se va desconectando de la realidad y tiene muchas ideas delirantes.

Cuida el agua, Viviana; Viviana, apaga la luz; Viviana, lávate las manos; Viviana, no te duermas, Viviana, párate y ayúdame...

Pocos días después de que salió del hospital, ella sí quería participar en algunos quehaceres, pero ahora, con el paso del tiempo, ayuda muy poco en las tareas de la casa. No quiere salir sola a ningún lado. Hay que ayudarle a bañarse. Por fortuna, ya se viste sola, se mantiene arreglada y limpia, y por las tardes, la llevo a la escuela para personas con diferentes discapacidades. La idea al inscribirla en esta escuela fue específicamente para que ella recobrara la parte cognitiva que ha perdido y se está logrando, pero todo esto es muy desgastante.

Todos los días le pido a Dios que mis hijas amanezcan bien, bueno, sanas mentalmente. Siempre estoy esperando ese milagro... Mientras, seguiré de pie y luchando para que ellas tengan una vida digna, una vida que puedan disfrutar, que sean felices, que coman, que paseen, bailen y jueguen, aun en las circunstancias que se encuentran.

Ellas tienen asegurado el servicio médico en el ISSSTE. Todos los documentos de la casa donde vivimos están en regla. La mayor parte es de ellas; su papá se las donó en vida. Me tomó un año en el juzgado de lo familiar para que se les adjudicase. También tengo la tutoría para cualquier asunto legal. Claro que todo esto es seguro mientras su papá y yo estemos con vida; después, quién sabe. Sus hermanos Susana y Miguel ya tienen a su familia cada uno. Cómo se comporten ellos con sus hermanas cuando yo me muera, no lo sé. Creo que los conozco y que tienen buenos sentimientos y que quieren a sus hermanas, pero se han dado cuenta de que no es fácil ni la convivencia, ni cubrir todas las necesidades que ellas tienen: medicamentos, tiempo para llevarlas al médico, tiempo para llevar información si toman la tutoría de alguna de sus hermanas, tiempo para estar con ellas y resolver los problemas que surjan de su enfermedad y muchas cosas más.

Su papá y yo les damos todo lo que necesitan ahora para que el día de mañana no añoren tener lo que nunca han tenido, sino que recuerden todo lo que tuvieron y pudieron disfrutar en su momento.

A fin de cuentas, esta enfermedad es crónica y avanza. Ellas —o al menos Viviana— seguirán perdiendo la parte cognitiva, y algún día Vivi no sabrá ni quién es, ni de dónde es, ni nada de su vida o lo que la rodeó, todos los sacrificios que hicimos para que estuviera bien y tuviera lo que necesitaba como una persona normal, y entonces quizá se quede internada en el hospital por el resto de su vida.

Como no sabemos qué pasará, hoy por hoy les damos lo que ellas necesitan y un poco más. Paseamos seguido con Viviana y Violeta, las llevamos a reuniones sociales de familiares y amigos; claro que terminamos enojados o molestos por el comportamiento de Vivi, que en realidad es inocente, pero molesta a muchos, como querer estar comiendo todo el tiempo, tomarse o comerse las sobras que dejan los demás en sus platos o vasos, e incluso arrebatarles los alimentos de la mano a las personas... gritarme que ya no quiere estar en algún lugar por lo que se le prohibe. Siempre quiere bailar y pedirle a gente que ni conoce que baile con ella y, en ocasiones, le contestan o la tratan mal. Por ahora, su papá y yo bailamos con nuestra hija casi todo el tiempo, sin poder disfrutar nosotros de otra forma la fiesta.

También es problemático que esté tocando a las personas que pasan cerca de donde ella está. La intención —según dice— es hacerles cosquillas, pero a la mayoría de las personas las toma de sorpresa y se asustan. Todo lo que hace Vivi nos estresa a todos y mejor nos retirarnos de cualquier fiesta, al poco tiempo de haber llegado, para que ellas descansen y nosotros también de todos los rituales que Viviana realiza.

131

A mis hijas nunca les faltan los medicamentos. Si no hay en el hospital, se les compran, pero los que están dentro de nuestras posibilidades, y los que no, busco, investigo y consigo para que ninguna se quede sin tomarlos. Las llevamos al cine, platicamos, las hacemos pensar solicitándoles respuestas adecuadas al tema. Las ponemos a leer. Es difícil lograr varias cosas con Viviana por su deterioro, pero seguimos insistiendo. Su papá juega casi todos los días dominó con Violeta y con Viviana.

En la escuela, que consideramos muy importante, Vivi se desenvuelve bien. Ha vuelto a escribir —ya no lo hacía; solamente leía—. En las operaciones matemáticas, no tenía ni idea de cuánto eran dos más dos, y ahora ya recuerda las tablas de multiplicar. Ella todos los días, después de pedir que la bañe, desayuna y solicita durante varias horas que ya la lleve a la escuela. Por supuesto que llevarla es un descanso para todos: Violeta, Miguel Ángel y Victoria, incluso Viviana —los cuatro— tenemos tres horas para descansar de las demandas, necesidades y solicitudes de Viviana hacia cada uno de nosotros, y ella, Viviana, descansa de los no hagas esto, no hagas aquello, siéntate bien, levanta tus trastos, échale agua al baño, lávate las manos, déjame en paz, todavía no es hora de comer… porque todo el día se la pasa pidiendo comida, diciendo que tiene hambre, pero no es tan real el hambre que tiene. No es lógico que a los cinco minutos de haber terminado de desayunar, Viviana tenga hambre; es parte de la ansiedad, algo que no se ha podido resolver en ella con ningún medicamento.

132

Viviana ha subido mucho de peso, le cuesta trabajo moverse, le da miedo caerse y siempre solicita se le ayude en todo. Cuando caminamos, hay que darle la mano y no se suelta para nada. Con lo pesada que está, sí llega a lastimarme la cintura y no necresariamente porque la cargue. Es como jalar algo muy pesado. Mi cuerpo ya está cansado. Solicité en el hospital que la valoraran para ver si era necesario que le dieran terapia física. Primero fueron diez días seguidos y ahora cada tercer día, hasta una nueva valoración. Violeta poco ha requerido de una atención tan particular como la de Viviana. Sin embargo, por el momento, ella también asiste a terapia psicológica una vez a la semana.

Hay tanto que comentar sobre la atención y el apoyo que me ha brindado el Hospital Psiquiátrico José Sáyago, que no terminaría. Sin embargo, hay dos momentos más que no quiero dejar de mencionar porque han sido realmente difíciles como para que yo pudiera atender a Viviana en casa. La operaron con anestesia general para sacarle las cuatro muelas del juicio, ya que el dolor e inflamación constante no le permitían estar tranquila. La tuvieron en la central médica durante un mes hasta su recuperación, cuando la pasaron a la Villa 7 para darla de alta. La otra ocasión —muy reciente— fue en 2017. El cirujano maxilofacial volvió a valorarla y la operó con anestesia general de nuevo, ahora para retirarle toda la dentadura, pues ya estaba en muy mal estado; recibieron a mi hija otra vez para atenderla y vigilar de cerca su recuperación.

133

Los recuerdos son tan crueles y las heridas tan profundas de todo lo que hemos pasado, que lo único que podemos hacer es seguir viviendo, pero con un fin y un propósito específico. Lo importante es oírnos a nosotros mismos para hacer el cambio.

Para Violeta y Viviana, su papá es un apoyo muy grande. Ellas se sienten seguras con él... y yo, Victoria, su madre, seguiré dando lo que pueda por ellas, hasta que la muerte nos separe. Cada día me levanto con deseos de pasar bien el día y esto me estimula para lograr lo que me propongo. Soy una persona muy emocional, mis sentimientos están a flor de piel. Cualquiera puede adivinar cómo estoy, o más bien, cómo me siento: feliz, alegre, triste, enojada, distraída, retraída. Como dije al principio, tengo 62 años y deseos de realizar actividades que me lleven a entender mejor a mis hijas, seguirles dando lo mejor de mí y lograr que ellas en algún momento tengan alguna relación de amistad con compañeros que padezcan la misma enfermedad; que logren entenderse y puedan disfrutar este aspecto de la vida que regularmente no se da en la mayoría de los enfermos mentales —ellos se dan cuenta cuando tienen espacios de lucidez—. Padecen esta carencia y lo mencionan cuando se sienten solos y tristes al ver su realidad.

Todos los problemas de mis hijas enfermas surgieron cuando estaban en la preparatoria: la muerte de Ángeles, la muerte de Paty, el accidente de Violeta, la enfermedad de Viviana… yo tenía mucho miedo de que algo le ocurriera a mi hijo Miguel cuando él cursaba la preparatoria. Por fortuna, no fue así. Se rompió la secuencia que había en la familia Torres Ortiz.

Creo que todos en algún momento hablamos con Dios y yo lo hago constantemente, ya que necesito de Él para seguir día con día en esta lucha. Nada es eterno, sólo Dios. Todo tiene su tiempo. Nuestro tiempo es ahora, el presente donde se han podido fortalecer más los lazos de amor en nuestra familia. No niego que hay problemas —y muchos—, pero estamos en una lucha constante buscando soluciones para mantenernos unidos y dando respuestas a lo que se necesita en la casa con Viviana y Violeta. Todos nos atendemos con médicos especialistas y psicólogos para descargar un poco todo lo que traemos como personas.

Yo no me había identificado como cuidadora, sino solamente como madre responsable de hijos enfermos que necesitan de mí para tener una mejor calidad de vida. Sin embargo, al correr de los años y tras el contacto con médicos, enfermeras y licenciados en psicología, recibí también el nombre de cuidadora. No fue por elección, sino por necesidad de la familia, de mis hijas principalmente, ya que uno de los papeles que he desempeñado como cuidadora ha sido satisfacer diariamente las necesidades físicas y emocionales de mis hijas. Son 30 años de mi vida con esta experiencia.

135

Hemos desarrollado nuestras fortalezas e identificado nuestras debilidades. Conocemos las amenazas de la enfermedad y aprovechamos todas las oportunidades que tenemos para lograr los objetivos que nos trazamos. Por lo mismo, he solicitado dos veces al año apoyo al Hospital Psiquiátrico José Sáyago, muy en particular al Dr. Óscar Segura Santos, subdirector médico, para que Viviana se quedara internada en un lapso no mayor de un mes y yo pudiera descansar física y mentalmente de toda la actividad que se tiene que realizar con ella específicamente.

Hace algunos meses, me diagnosticaron el síndrome de agotamiento del cuidador primario y fue un período difícil para mí: mucho cansancio agotamiento y dolor físico al máximo. Es una responsabilidad que no puedo dejarle a nadie más. Aun así, con estas molestias, la responsabiliad continúa. No tengo días de descanso ni me puedo jubilar. Hay que seguir caminando continuamente todos los días hasta que Dios indique que aquí en la tierra he terminado mi trabajo.

DOCUMENTOS

El Cuerpo Académico Consolidado BUAP CA-142 "Estudios Históricos",
de la Benemérita Universidad Autónoma de Puebla
y el Cuerpo Académico en Consolidación CA UAQ-CA-55, Modernidad, Desarrollo y Región,
de la Facultad de Ciencias Políticas y Sociales, de la
Universidad Autónoma de Querétaro

otorgan la presente

Constancia

A:

Victoria Ortíz Loyo

Por la Ponencia:
Las cuidadoras de enfermos mentales.
Dos testimonios de madres de enfermos con esquizofrenia
en el marco del V Seminario de Historia de las Mujeres y Género

Santiago de Querétaro, Qro., 19 de octubre de 2017.

M. en S. Luis Alberto Fernández García
Director
Facultad de Ciencias Políticas y Sociales

Dra. Gloria Tirado Villegas
Comité Organizador

Dra. Elva Rivera Gómez
Comité Organizador

Dra. Oliva Solís Hernández
Comité Organizador

México D.F. a _31_ de _octub._ , del 2013   ~~Salvador~~ Elizabeth Hdz **966**

Solicitud de: Resumen Clínico

DR. ANTONIO ZARATE MÉNDEZ

SUBDIRECTOR MÉDICO

C.M.N. "20 DE NOVIEMBRE"

PRESENTE.

Para seguimiento de su trámite favor de llamar de 10 a 15 días hábiles Aproximadamente al Teléfono:

52005003   Ext. 14149 y 14151

5008 50008

Nombre del solicitante: _Victoria Rita Ortiz Loyo_

Nombre del paciente: _Viviana Andrea Torres Ortiz_ EDAD: _35 años_

Número de Expediente (RFC): _TODM 490303/8_

Parentesco con el paciente: _MAMÁ_

Servicio(s): _psiquiatría_

Médico Tratante: _Dr. Oscar Meneses Luna_

Especificar para que tramite lo solicita:

atención seguimiento y Tratamiento en el
Hospital psiquiátrico Jose Sayago

31 OCT 2013

Contenido o especificaciones que debe señalar el resumen solicitado

la mejoría que el paciente Tuvo cuando
fue Tratada en este hospital por el Dr. Meneses
(con la paliperidona (invega Sustenn) durante
5 meses que fué Tratada con este medicamento
y no estuvieron más estressos rígida, hasta que ya no se
lo proporcionaron a la conveniencia final del paciente

Domicilio: _Calzada de las Huertas #176-c L34 fracc ojo diagua_

Ciudad: _Texmac_   Delegación o Municipio: _Texmac   México_

CP _55770_ Teléfono _5432048_

Victoria Ortiz Loyo
Nombre y Firma

138

11 ABR 2016

Tecámac, Edo. Mex., abril 6 de 2016

M. en G. P. CÉSAR NOMAR GÓMEZ MONGE
Secretario de Salud del Estado de México

Atn. Dra. ELIZABETH DÁVILA CHAVEZ
Directora General del Instituto de Salud del Estado de México

Miguel Ángel Torres D. y Victoria Rita Ortiz L., padres de VIVIANA ANDREA TORRES ORTIZ, paciente del Hospital Psiquiátrico "José Sáyago", donde es atendida por la Dra. NAYANIH LIRA GRAJALES desde el año 2008. Viviana, actualmente de 35 años de edad, cursa con el diagnóstico de ESQUIZOFRENIA PARANOIDE de difícil control desde los 17 años, con diferentes tratamientos con antipsicóticos y 14 sesiones de terapia electroconvulsiva, cirugía de cingulotomía bilateral y amigdalectomía izquierda en el mes de junio del año 2009, para quitar la agresividad hacia ella misma y hacia los demás. Nuestra hija ha tenido en el pasado alucinaciones, sobre todo auditivas, varios intentos de suicidio y múltiples internamientos en el Hospital Fray Bernardino Álvarez y luego canalizada al Hospital José Sáyago, ha seguido diversos esquemas de medicamentos y múltiples internamientos en tantos intentos vanos de lograr su control.

De enero a mayo de 2012, Viviana es tratada con Paliperidona de 75 mg. (Invega Sustena) de depósito mensual, adicional a los medicamentos que entonces tenía como la Clozapina de 100 mg., que ya no resultaba suficiente para el control de su psicosis, la Paliperidona la mantuvo estable, pero al ya no suministrarle este medicamento a partir de junio de 2012, Viviana requiere internamiento. Hospitalizada se le intenta infructuosamente de controlar, se le realizan múltiples variantes en el tratamiento, combinando diferentes antipsicóticos sin lograr mejoría, por el contrario, el deterioro era cada vez más evidente.

En abril de 2014 el Hospital José Sáyago adquiere la Paliperidona y Viviana inicia tratamiento, el resultado es positivo, y a partir de julio de 2014 es dada de alta hasta la fecha, aún con variantes de la Paliperidona de 75 mg. a 150 mg., pero en febrero del presente año ya no nos proporciona por última vez, porque al entrevistarnos la se nos informó que ya la acabaron de su cuadro y no se le podría seguir suministrando. Ante esta situación nos preguntamos ¿qué va a pasar con nuestra hija sin este medicamento que es el único que le ha dado buenos resultados, y que la ha mantenido cerca de dos años sin internarse y sin deterioro aparente? ¿es posible que el costo económico de mantener a la paciente más internada, resulte menor que el costo del medicamento, tanto como para poderla excluirlo? ¿y los beneficios adicionales tanto para el hospital, como la efectividad de los tratamientos, satisfacción del personal médico, como para el paciente al estar con su familia?

Suplicamos de la manera más atenta nos apoyen con la Paliperidona de 75 mg. de depósito mensual, para que nuestra hija pueda continuar en casa, con nosotros que somos su familia, y no tenga que ser internada al faltarle este medicamento, y presente nuevamente psicosis, alucinaciones, e intentos de suicidios.

Los medicamentos que actualmente toma Viviana son los siguientes:

Clozapina de 100 mg: 1/2 - 1 1/2 - 3 (este medicamento se ha modificado durante los 15 años que lo ha tomado, llegando en algún momento hasta a 900mg.)

139

Biperideno de 2 mg; 2 - 2 - 0
Topiramato de 10 mg; 1/2 - 1/2 - 1
Clonacepam de 2 mg; 0 – 0 – 1 (también este medicamento se ha modificado, llegando hasta 3 al día)
Citalopran de 20 mg; 0 – 1 - 0
Paliperidona (Invega Sustena) de 150 mg; 1 aplicación al mes (La dosis de este medicamento fue en aumento hasta estabilizar a Viviana que en la actualidad ya no tiene ideas delirantes ni escucha voces)

Anexamos copias de resumen médico donde se mencionan los beneficios de la paliperidona y la serie de otros antipsicóticos que se han suministrado sin respuesta exitosa.

Sin más por el momento y ratificando nuestra petición y esperanza de una respuesta positiva, quedamos atentos a sus órdenes.

Miguel Ángel Torres Durán
Cel. 5520410327

Victoria Rita Ortiz Loyo
Cel. 5548788423

Tel. de casa (55) 59321148

Domicilio particular de Viviana y familia:

Calz. De las Huertas, Mzna 76-C. lt 34
Fracc. Ojo de Agua. Tecámac, Edo. Mex., C.P. 55770

c. p. M. En A. H. JOSÉ PEDRO MONTOYA MORENO.- Coordinador de Salud del ISEM
c. p. Dra. ROCÍO RANGEL GÓMEZ.- Subdirectora de Atención Médica, 2o y 3er nivel del ISEM
c.p. Tec. VIRGINIA GONZÁLEZ TORRES.- Directora General del Secretariado Técnico del CONSAME
c.p. Lic. GABRIELA SÁNCHEZ CALVO.- Directora del Hospital Psiquiátrico "José Sayago"

México, Mex., 20 de abril de 2016.

002537

DIRECCION MEDICA

Lic. JOSÉ REYES-BAEZA TERRAZAS
DIRECTOR GENERAL DEL ISSSTE

Atn. Dr. RAFAEL NAVARRO MENESES
DIRECTOR MÉDICO DEL ISSSTE

I.S.S.S.T.E.

VIVIANA ANDREA TORRES ORTIZ de 34 años de edad, con expediente No. TODM 490303/8, tratada en el Hospital 20 de Noviembre, en la especialidad de psiquiatría, por el Dr. OSCAR MENESES LUNA, con el diagnóstico de Esquizofrenia Paranoide y Epilepsia desde los 17 años de edad, con múltiples internamientos en el Hospital "Fray Bernardino Alvares" y canalizada al Hospital Campestre "José Sáyago" de Tepexpan desde el año 2008, tratada con diferentes antipsicóticos tópicos y atópicos, con muy pobre respuesta a los tratamientos, así mismo fue sometida a 14 terapias electroconvulsivas consecutivas sin mejoría, teniéndose que someter en el año 2009 a una intervención de amigdalectomia izquierda y cingulotomía bilateral, para el control de la heteroagresividad y los intentos de suicidio. Al tener una esquizofrenia paranoide de difícil control requiere de otro antipsicótico adicional al que ya toma, y en el año 2012 el Dr. Meneses inicia tratamiento con Paliperidona (Inveda Sustena) de 75 mg., por tres meses consecutivos, y ella mejora considerablemente. Desgraciadamente este medicamento es de compra, y en 2013 dejaron de suministrarlo a Viviana, con la consecuencia de tenerse que internar de junio de 2013 a junio de 2014 en el Hospital "José Sáyago" donde realizaron cambios y combinaciones de diferentes antipsicóticos, sin respuesta satisfactoria a ningún tratamiento, y Viviana perdiéndose más de la realidad.

A principios del año 2014, después de plantearle la problemática de Viviana, se solicitó al director de la Clínica de Psiquiatría del ISSSTE en Tlatelolco, entonces el Dr. Zambrano, la compra de la Paliperidona, sin obtener una respuesta positiva de su parte. Sin embargo, en el Hospital "José Sáyago", ante los malos resultados en el tratamiento de Viviana, deciden comprar este medicamento, y tres meses después de iniciada su aplicación, en junio de 2014, ella es dada de alta por mejoría.

Con el apoyo del Hospital "José Sáyago" y del Hospital "20 de Noviembre" del ISSSTE, se le ha suministrado la Paliperidona, actualmente de 150 mg., y Viviana no ha requerido internamiento desde hace 2 años, y asiste a una escuela de educación especial. Pero a partir de febrero 2016, en el Hospital "José Sáyago" ya no suministran este medicamento, y en el Hospital "20 de Noviembre" le suministraron para los meses de marzo y abril, pero no es seguro que en los siguientes meses haya, dado que tardan de 4 a 5 meses para comprarlo y hay 18 pacientes en la lista de espera para recibirlo, pero sólo llegan 12 cajas de 75 mg. al mes, quedándose algunos sin recibirlo, tememos que entre ellos se llegue a encontrar Viviana, y esto ocasione un retorno a la problemática anterior de su salud mental.

Solicitamos de la manera más atenta, más aún, suplicamos a usted encarecidamente, que no se interrumpa el tratamiento para nuestra hija Viviana, que se asegure surtir la receta del Paliperidona de 150 mg. mensualmente, tomando en cuenta que es más barato para el Instituto y deseable para su familia, tener a pacientes como ella en su casa que hospitalizadas permanentemente con la consecuencia de un cada vez más grave deterioro.

Los medicamentos que actualmente toma Viviana Andrés son los siguientes:

Clozapina de 100 mg: 2 - 2 - 3 (este medicamento se ha modificado durante los 15 años que lo ha tomado, llegando en algún momento hasta a 900mg).
Biperideno de 2 mg: 2 - 2 - 0

Topiramato de 10 mg; 1 - 1 - 1
Clonacepam de 2 mg; 0 - 0 - 1 (también este medicamento se ha modificado, llegando hasta 3 al día)
Citalopran de 20 mg, 1/2 - 0 - 1/2
Paliperidona (Inveda Sustena) de 150 mg; 1 aplicación al mes (La dosis de este medicamento fue en aumento hasta estabilizar a Viviana que en la actualidad ya no tiene ideas delirantes ni escucha voces)

Anexamos copias de resumen médico del Hospital "20 de Noviembre", del Hospital "Fray Bernardino Álvarez", y del Hospital "José Sáyago", donde se mencionan los beneficios de la paliperidona y la serie de otros antipsicóticos que se han suministrado sin respuesta exitosa.

Agradecemos de antemano su atención deseando sea considerada y aceptada esta petición, para que nuestra hija tenga una vida digna aún con la terrible enfermedad que padece, en la seguridad de que esta solución será permanentemente agradecida por sus seguros servidores.

Miguel Angel Torres Durán	Victoria Rita Ortiz Loyo
Cel. 5520410327	Cel. 5548788423

Tel. de casa (55) 59321148

Domicilio particular de Viviana y familia:

Calz. De las Huertas, Mzna 76-C, lt 34
Fracc. Ojo de Agua, Tecámac, Edo. Mex., C.P. 55770

142

Tecámac, Edo. de México, a 24 de febrero de 2014.

LIC. GABRIELA SANCHEZ CALVO
DIRECTORA DEL HOSPITAL PSIQUIATRICO JOSE SAYAGO
TEPEXPAN, MEXICO.

Estimada Lic. Gaby, primero quiero agradecerle la atención tan especializada que ha tenido mi hija Viviana Andrea Torres Ortiz, atendida en ese hospital a su digno cargo desde hace aproximadamente ocho años, en los cuales sus internamientos han variado en tiempo dentro del hospital y también han variado en tiempo para nuevos ingresos.

La atención tan acertada que tuvo Viviana en su tiempo por el Dr. Severino Juárez, cuando fue subdirector médico de ese hospital y logró que mi hija entrara en protocolo en el Hospital 20 de noviembre, donde fue atendida por el Dr. Oscar Meneses Luna su médico psiquiatra, y fue candidata para que se le operara del sistema Límbico para quitar la agresividad que le impedía estar más tiempo en la casa, después de la operación cuando salió del hospital 20 de noviembre, ella regresa al hospital Sayago y ahí el Dr. Daniel S. López Vargas del turno de la tarde la estuvo monitoreando por varios meses hasta que cerró la herida de la cabeza y estuvo en mejores condiciones físicas y mentales para regresar a casa nuevamente con su familia que tanto la extrañábamos.

Después, atendida por la Dra. Nayanih Lira Grajales, quien le dio un seguimiento muy de cerca a todos los cambios que Vivi fue presentando como resultado de la progresividad de su enfermedad por varios años como su paciente en consulta externa, y cuando ella estaba internada inició la combinación de dos antipsicóticos que le permitían a Viviana estar dos o tres meses en la casa, donde le dábamos contención hasta que ella ya no podía estar con nosotros por el riesgo para ella y para la familia.

Ahora, y desde hace seis meses atendida por el Dr. Jorge Pérez Chávez en la villa 7, al igual que los médicos anteriormente mencionados, ha estudiado el caso de Viviana para darle lo necesaria y adecuada medicación para controlar la enfermedad, que sé de antemano es crónica y que avanza con el tiempo, también sé que Viviana ha sido difícil de controlar, varios de los medicamentos que se le han administrado le han provocado alergia y eso disminuye la gama de combinaciones con la clozapina, que es su medicamento base, de los que no le provocan alergias, pero no le funcionan a su organismo y la consecuencia de esto es que los internamientos para Vivi sean largos, a pesar de ello esperamos con gusto a Viviana cuando le dan permisos o le dan de alta para estar con su familia, ocupando un espacio que se queda vacío y que nadie llena cuando ella no está, en su familia hacemos esfuerzos desde que mi hija se enfermó hace 18 años, por transmitirle y hacerle sentir el amor y la atención necesaria, aceptándola con todos los errores que ella comete, porque sabemos que es su enfermedad la que la lleva a cometerlos, por esta razón quiero suplicarle a Ud. valore la posibilidad de compra de un medicamento que le fue inyectado por cinco meses los mismos que ella permaneció en casa cuando se lo dieron en el Hospital 20 de noviembre al meterla en un protocolo, desgraciadamente ya no se le surtieron a la que Viviana, tuvo que ser internada; esto sucedió de diciembre 2012 a mayo 2013 y para el mes de junio Viviana recayó siendo internada hasta la fecha, este medicamento es la PALIPERIDONA "INVEGA SUSTENA". Yo hablé con el subdirector médico, Dr. Oscar Bernardo Segura Santos, en el mes de octubre para ver la posibilidad de compra, y me dijo que habían hablado con el Dr. Zambrano de la Clínica de especialidades del ISSSTE ubicada en Tlatelolco y él les había dicho que no se compraría, yo traje un resumen médico de parte del Dr. Oscar Meneses, quien se lo había recetado, informando la respuesta positiva a dicho medicamento, pero por cuestiones administrativas del Hospital del ISSSTE recibieron este resumen hasta el mes de noviembre próximo pasado.

Sé de antemano que es un medicamento caro, incluso sé que ya bajo un poco su precio con un año de existencia en el mercado y la favorable respuesta de algunos pacientes entre ellos de Viviana cuando se le suministró, pero le pregunto a usted sin afán de molestarle o parecer grosera, ¿no es más caro tener a Viviana tantos meses internada, que la compra mensual de este medicamento que es tal vez la única opción para que Viviana sea funcional, o por lo menos baje los niveles de comportamiento con los errores de juicio que ella comete y las ideas delirantes que le dañan y no le permiten estar más tiempo en casa?, lo que observo con los 18 años de enfermedad de mi hija es que se ha deteriorado con la enfermedad la parte cognitiva y se han ido agotando las posibilidades para que ella recupere por lo menos una parte de su ser, y no sea una más en ese hospital porque ya no pueda salir sino solamente con permisos de pocos días por lo lábil que ha sido para los diferentes tratamientos sin PALIPERIDONA.

Los medicamentos que ya le han probado a Vivi son HALOPERIDOL, (LA INPREGNA MUCHO), MELLERIL, ABILIFAY, TIORIDAXINA, TRIFUOPERAZINA,SEROQUEL XR, RISPERDAL, PALIPERIDONA ORAL, PERFENACINA (ALERGICA), SOLIAN (ALERGICA) CLORIDRATO DE TRIEXIFENIDILO (ALERGICA), y otros dos que no recuerdo, todos estos combinados sabiamente por los médicos con la CLOZAPINA y los medicamentos que toma también para la epilepsia y que desde el año 2010 no ha presentado ninguna crisis, ni generalizadas ni parciales complejas parece que con el TOPIRAMATO se ha logrado esto, pues Viviana tomo mucho tiempo CARBAMACEPINA (ALERGICA), VALPROATO DE MAGNESIO DE 200 MGS y con este si tenía constantemente las crisis parciales complejas, GABAPENTINA, LITIO, PREGABALINA, para controlar la ansiedad y el insomnio, sin respuesta, hasta que en ese hospital le dieron la FLUVOXAMINA, LAMOTRIGINA, LEVOMEPROMACINA(ALERGICA .) ALPRAZOLAN, LORACEPAN, CLONACEPAN, FLUOXETINA Y SERTRALINA, por muchos años.

Suplicamos encarecidamente, tanto su atenta servidora como toda la familia de Viviana, su ayuda a fin de que mi hija pueda contar con el medicamento PALIPERIDONA "INVEDA SUSTENA", que contrastando con tantos medicamentos ineficaces y/o con efectos secundarios nocivos, resultó eficaz y eficiente en el caso de mi hija.

Gracias por su atención y quedo de Ud.

ATENTAMENTE

SRA. VICTORIA RITA ORTIZ LOYO
Tel 89321148
Cel. 5548788423

C.c.p. Dr. Oscar Bernardo Segura Santos.- Subdirector Médico
C.c.p. Dr. Jorge Pérez Chavez. Médico Psiquiatra tratante en el Hospital "José Sáyago"
C.c.p. Dr. Oscar Meneses Luna.- Médico Psiquiatra Hospital 20 de Noviembre del ISSSTE

24 de junio de 2014

LIC. GABRIELA SANCHEZ CALVO
DIRECTORA DEL HOSPITAL PSIQUIÁTRICO JOSE SAYAGO
TEPEXPAN, MÉXICO

P R E S E N T E:

Estimada Lic. Gaby, sirva la presente para manifestarle nuestros deseos de bienestar y éxito en la continuidad de su función como directora de ese hospital, y asimismo agradecerle la compra de la PALIPERIDONA para mi hija VIVIANA ANDREA TORRES ORTIZ, con este medicamento se ha visto mejoría y muy pronto la darán de alta para que ella regrese a casa, igualmente quiero pedirle la oportunidad de que yo la traiga dos veces por semana al taller, para que no sea un cambio tan radical para ella y pueda seguir viendo a sus amigas, como Viviana comenta frecuentemente.

Nosotros por nuestra parte, como familia haremos todo lo que esté a nuestro alcance para que ella esté bien en casa y permanezca con nosotros tanto como sea posible.

Deseando ser breves nos despedimos de usted, no sin antes reiterar nuestra profunda gratitud por el medicamento suministrado a nuestra hija, y desearle que ese espíritu de ayuda a las pacientes, le retribuya beneficios a su persona y, como en nuestro caso, un profundo reconocimiento a la importante y noble labor que usted realiza.

145

Siempre agradecidos

Miguel Ángel Torres Durán
Padre de Viviana

Victoria Rita Ortiz Loyo
Madre de Viviana

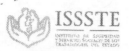

ISSSTE
INSTITUTO DE SEGURIDAD
Y SERVICIOS SOCIALES DE LOS
TRABAJADORES DEL ESTADO

DIRECCIÓN GENERAL
Secretaría Técnica

"2016, AÑO DEL NUEVO SISTEMA DE JUSTICIA PENAL"

Secretaría Técnica de la Dirección General
Control de Gestión
Folio: **2437**

Ciudad de México, a 22 de abril de 2016

CC. Miguel Ángel Torres Durán y Victoria Rita Ortiz Loyo
Calz. de las Huertas Manzana 76-C, Lote 34, Fracc. Ojo de Agua
55770 Tecámac, Estado de México
Presente.

Por este conducto se acusa recibo de su escrito de fecha 20 de abril de 2016, asimismo, por instrucciones del Lic. José Reyes Baeza Terrazas, Director General de este Instituto y en cumplimiento del artículo 8° de la Constitución Política de los Estados Unidos Mexicanos y de conformidad con la Ley y Estatuto del ISSSTE, así como con lo dispuesto por el artículo 42 de la Ley Federal de Procedimiento Administrativo, se le informa que su asunto fue turnado mediante el Folio: **2437** al Dr. Rafael Manuel Navarro Meneses, Director Médico , que puede ser localizado en Av. San Fernando No. 547, Piso 8, Col. Barrio de San Fernando, Delegación Tlalpan, 14070 Ciudad de México, con número telefónico: (0155) 51 40 96 17, Ext. 89587, para su seguimiento.

146

Atentamente,

Lic. Norma Zulim Peñalva Penagos

C.C.P.- Lic. José Reyes Baeza Terrazas, Director General del ISSSTE.-Para su Superior Conocimiento.

Av. Jesús García Corona 140, Col. Buenavista C.P. 06350, Delegación Cuauhtémoc, Ciudad de México.
Tel: (55) 5140 9617 www.gob.mx/issste

Domingo 15 Sept. 2003

Estimado Dr. Perez: deseo comentarle como estuvo
Viviana durante 5 días que estuvo en la casa y ya
no pude tenerla más tiempo.

De Martes a Viernes físicamente estuvo con diarrea tuvo
evacuaciones líquidas durante 3 días 3 noches - y
es muy posible que por esta situación mentalmente
estuviera mal, tenía muchas ideas delirantes como
pensar y decir que la estaban embrujando, que se
estaba muriendo, que quería matar a su hermana
Susana - la cual no vive con nosotros, que odiaba
a su papá, a mí también me agredió verbalmente y por la
y a su hermana Violeta, a los cuatro damente y por la
operación ya no tenía el impulso para destruir cosas
o atacarnos físicamente como antes - emocionalmente
está muy inestable - la mayor parte del tiempo se la pasa
enojada y gritando, no ha dormido - nada bien
por las noches se despierta a las 2 de la mañana
se quiere estar bañado, la baño cuando es necesario la viste
y la acuesto dormida, grita se levanta de nuevo
y la noche desde el martes ha hecho esto nuevamente

la misma manera, muy irritable, no se le puede tocar porque sujeto a los medicamentos. el clona aun la sida pero por poco tiempo la duerme y durante la noche y el día sus movimientos son muy lentos tiene y miedo de caerse, por esa razón durante la noche como no puede levantarse rápido no alcanza a llegar al baño para hacer sus necesidades. este medicamento en la mañana aún cuando es en mínima cantidad no es que la mantenga tranquila conscientemente no le permite moverse libremente por temor a caerse y se va deteniendo de lo que puede para caminar. estoy convencida de que debe Tomar ya dos antipsicóticos porque su enfermedad ha ido avanzando pero cuando Vivian estuvo de diciembre a mayo de este año que si tuvo que valernos al Interior el rol ISSSTE me proporcionó el invida Sustenna inyección mensual, y Vivian estuvo lo suficientemente bien para estar esos meses en la casa se que había en el hospital de la salud y me fui a llevar a Vivian hasta allá pero para desgracia ya no lo estaban sustituyendo por el costo Tan alto que Tiene este medicamento.

de que se han mov... ... con la clozapina pero ella se ha hecho alérgica a varios medicamentos y el Risperdal de inyección y el Abilifay. Tabletas no le han dado la mejoría o por lo menos estabilizarla como quisiéramos.

Vivian tiene 17 años de enfermedad y está avanzando ahora que nuevamente hay una relación entre el 1555 TR-1 y el pagazo que probabilidades hay de que el hospital Sozogi solicite la compra del inista Sustenn inyección ya que Tabletas Tampoco le dieron resultado?

mi familia y yo estamos muy agradecidos con el hospital por todo lo que le dan aquí la atención to do el personal es de excelencia, pero nos gustaría ... tener más tiempo en casa a Vivian pero al ... yo la cuidadora principal cada vez es más agotador para mi persona el no poder dormir y estar nada más al pendiente de mi hija en cualquier horario, el día jueves se salió a las 5 de la mañana, afortuna domésti ... mucha gente en la comunidad saben que ella está enferma y nos fueron a avisar que estaba en la gasolinera de la esquina,

agradezco su atención

Sra. Victoria Ortiz Soza

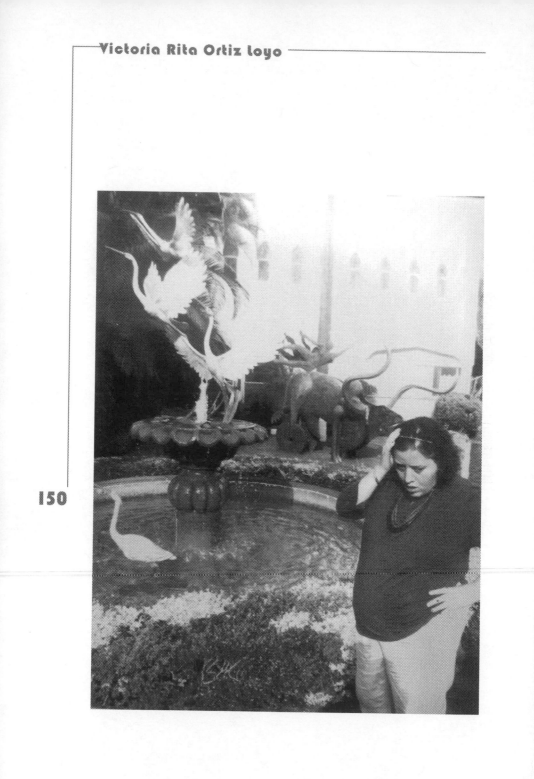

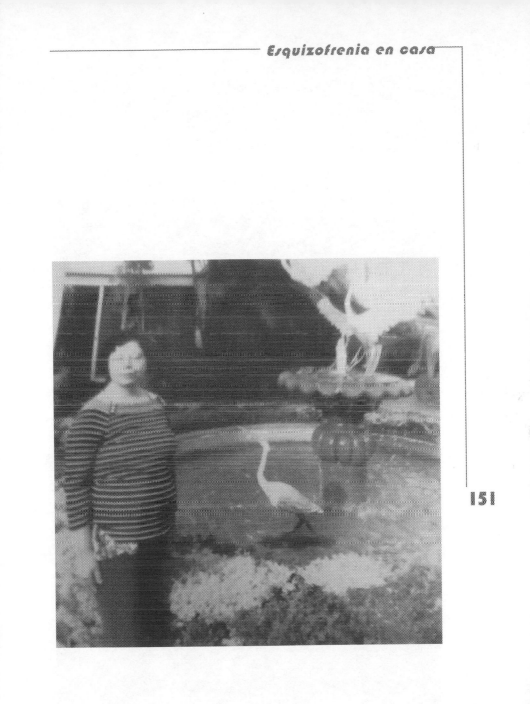

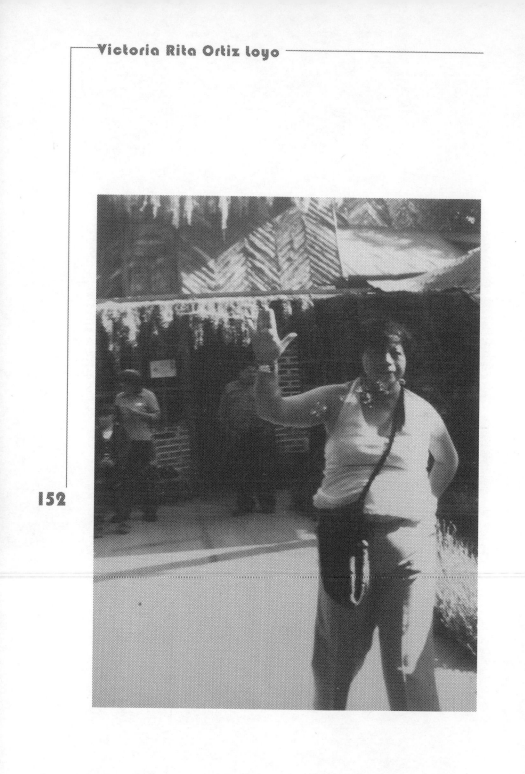

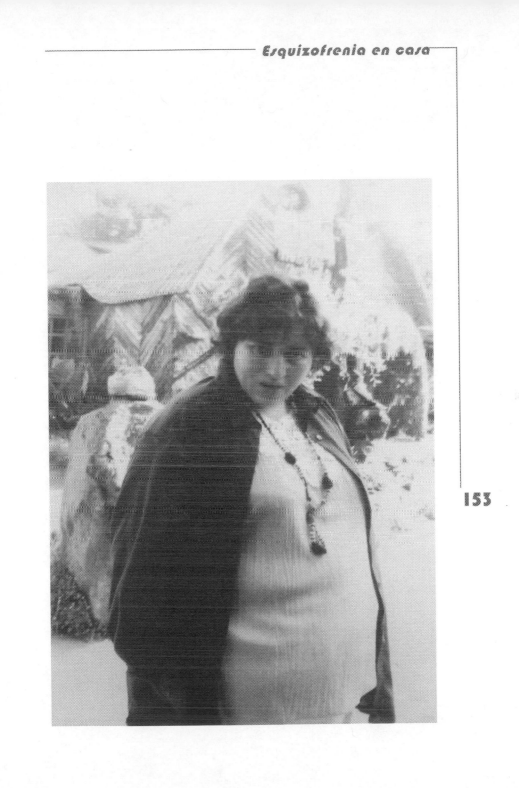

154

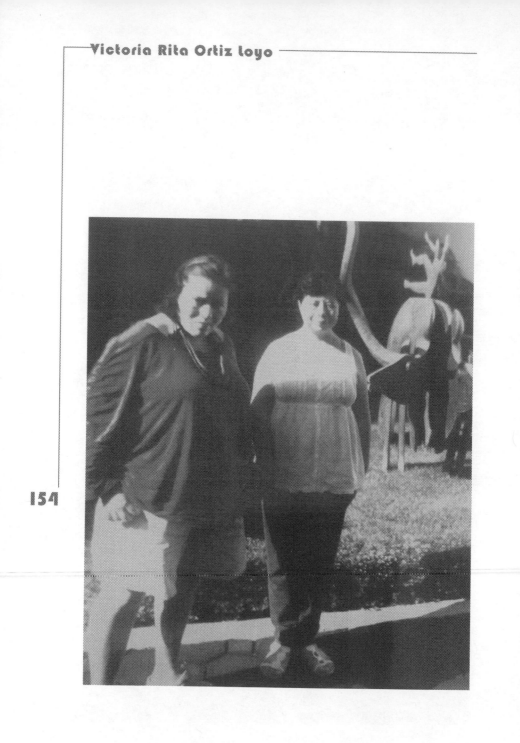

El hogar de Victoria es similar en muchos aspectos a muchos hogares mexicanos, en esta era de la información y del conocimiento, con dificultades de diversos tipos, desde la afectación familiar por la falta de empleo, el transporte y el tránsito vehicular, el rendimiento del tiempo por tantas cosas que hay pendientes por hacer, la falta de comunicación intra e interfamiliar, el dinero que nunca alcanza y tantas otras que se dan en los hogares de nuestro país.

Sin embargo, la diferencia entre la familia de Victoria y otras familias es principalmente que dos de nuestras hijas padecen esquizofrenia, lo que la ha obligado a convertirse en una heroína real, con mayores poderes que las heroínas de historieta, para llevar a nuestras dos hijas por un camino de vidad en la familia, logrando que una de ellas, Violeta Beatriz, tenga la suficiente funcionalidad para tener y atender su propio negocio de dulces y en la actualidad resulte un gran apoyo en su familia, y nuestra otra hija, Viviana Andrea, haya permanecido en su hogar, de 2015 a la fecha, después de haber sido recluida por los médicos en un hospital psiquiátrico, con diagnóstico suficientemente grave como no volver a salir de allí.

En este libro, Victoria narra, de manera sencilla y fácil de asimilar por el lector, la situación de nuestro hogar y de nuestras dos hijas, cómo ha logrado que ellas sean aceptadas, tanto en su familia nuclear como extensa y en la sociedad, cómo ha logrado la superación de nuestras hijas y muchas cosas más de interés para los padres de familia.

Miguel Ángles Torres Durán